beck'sche reihe

D1924252

bsr

Wer hat nicht schon erfahren, wie schnell das seelische Gleichgewicht verlorengehen kann. Mit schwierigen Situationen werden wir allenthalben konfrontiert: mit Konflikten zwischen Eltern und Kindern, mit der Trennung vom Partner, dem Verlust des Arbeitsplatzes, mit einer schweren Erkrankung, mit dem Tod. Wer bemerkt, daß seine Psyche „nicht mehr mitmacht", wird sich fragen, was er tun kann, um nicht krank zu werden. Wer – wie jeder zehnte Bundesbürger – einmal in seinem Leben ein psychiatrisches Fachkrankenhaus aufsuchen muß, wird feststellen, daß neben „Pillen und Worten" auch kreativ-therapeutische Verfahren wie die Kunsttherapie ihren Platz haben.

Anhand von Fallbeispielen wird praxisbezogen und verständlich beschrieben, bei welchen Krankheitsbildern die Kunsttherapie zum Einsatz kommt: bei der Behandlung von seelischen Störungen, bei Beziehungskonflikten, bei Streß, bei dem Burn-out-Syndrom, bei Angst und Eßstörungen, bei Sucht und Schizophrenien sowie im Bereich der Kinder- und Jugendpsychiatrie. Authentische Texte und beeindruckende Bilder belegen die positive Wirkung der hier beschriebenen Therapieformen.

Werner Kraus, geb. 1955, ist nach einem Studium der Kunstgeschichte und Rechtswissenschaft seit 1991 Kulturreferent im Verband der bayerischen Bezirke. Im Rahmen seiner kulturpolitischen Aufgaben hat er sich besonders für die Arbeit mit Kranken und Behinderten engagiert.

Die Autoren sind allesamt Ärzte bzw. Kunsttherapeuten, die über langjährige praktische Erfahrungen verfügen.

Die Heilkraft des Malens

Einführung in die Kunsttherapie

Herausgegeben von
Werner Kraus

Verlag C.H.Beck

Mit 46 Abbildungen

1. Auflage. 1996
2., durchgesehene Auflage. 1998
3., durchgesehene Auflage. 2002
4. Auflage. 2003

Originalausgabe

5., aktualisierte Auflage. 2007

Gesamtherstellung: Druckerei C. H. Beck, Nördlingen
Umschlagabbildung: T. B. – ohne Titel. Kunsttherapie
Psychiatrische Klinik der Technischen Universität München
Umschlagentwurf: +malsy, Willich
Printed in Germany
ISBN 978 3 406 49421 5

www.beck.de

Inhalt

Die Heilkraft des Malens – Zu diesem Buch

Von Werner Kraus

Das seelische Gleichgewicht kann schnell verlorengehen. Mit schwierigen Situationen werden wir allenthalben konfrontiert: mit Konflikten zwischen Eltern und Kindern, mit der Trennung vom Partner, dem Tod eines geliebten Menschen, mit dem Verlust des Arbeitsplatzes oder mit einer schweren Erkrankung. Wer bemerkt, daß seine Psyche „nicht mehr mitmacht", wird sich fragen, was er tun kann, um nicht krank zu werden. Er wird seinen Lebenszuschnitt und seine Lebensgewohnheiten überdenken und nach Alternativen, gerade im kreativen Bereich, suchen.

Wer an psychischen Störungen wie Angstzuständen, Depressionen oder unter dem Gefühl der Leere und Sinnlosigkeit leidet – das sind heute etwa ein Drittel der Bevölkerung –, wird sich fragen, ob die „klassischen" Therapien im ambulanten Bereich, also Medikamente, Einzel- und Gruppengespräche, ausreichen, um die Ursachen der Erkrankung aufzudecken und Heilung zu bringen. Informationen über das weite Spektrum der verschiedenen Behandlungsmöglichkeiten sind nötig.

Wer – wie jeder zehnte Bundesbürger – einmal in seinem Leben ein psychiatrisches Fachkrankenhaus aufsuchen muß, wird feststellen, daß dort neben „Pillen und Worten" auch kreativ-therapeutische Verfahren ihren Platz haben: Es wird Musik gemacht, getanzt, es wird gezeichnet, gemalt, mit Plastilin, Ton oder Stein gearbeitet. Was aber geschieht bei dieser Behandlung?

Nicht wenige Kliniken zeigen die Werke, die im Rahmen dieser Therapieformen entstehen: Skulpturen schmücken das Foyer oder den Park, Bilder werden in den Gängen und Patientenzimmern ausgestellt, und was wäre ein Tag der offenen

Tür in der Psychiatrie ohne einen Basar mit Bildern und Skulpturen von Patienten! Trotz des großen Interesses, das eine breite Öffentlichkeit dann an der Kunsttherapie zeigt, ist das Wissen über sie nur sehr gering.

Für welche Personen/Patienten ist die Kunsttherapie die Behandlungsmethode der Wahl? Wie gehen die Therapeuten vor? Wird nur gemalt oder auch über die Bilder geredet? Muß man für diese Therapie künstlerisch begabt sein? Sollen gar Kunstwerke entstehen? Wie ist die Ausbildung zum Kunsttherapeuten geregelt? Wer hilft bei Spezialfragen weiter?

Hier setzt das vorliegende Buch an. Es beantwortet diese Fragen und zeigt, wie Kunsttherapie in kritischen Lebenssituationen, bei seelischen Störungen und bei psychischen Krankheiten eingesetzt werden kann, welche Heilungschancen sie bietet und wo ihre Grenzen liegen. Medizinische Vorkenntnisse sind nicht erforderlich, um das Werk mit Gewinn zu lesen, wenn auch manchmal von Nutzen, da die einzelnen Krankheitsbilder nur ansatzweise theoretisch erklärt werden. Schließlich will es denjenigen Lesern weiterhelfen, die Interesse am Beruf des Kunsttherapeuten haben.

Dieses Buch hat auch eine persönliche Geschichte, die im Herbst 1993 beginnt: Ich sitze im Malatelier einer bayerischen Bezirksklinik, will mich zur Vorbereitung einer Tagung und Ausstellung über Kunsttherapie informieren, selbstverständlich nur „theoretisch“, und werde vom Therapeuten kurzerhand in eine Therapiestunde mitgenommen und aufgefordert zu malen. Das weiße Blatt Papier liegt schon geraume Zeit vor mir, nichts will gelingen. „Denken Sie nicht so erfolgsorientiert, Sie müssen kein Kunstwerk produzieren“, meint er und gibt den Tip, ein einfaches Motiv doch mal mit der linken Hand zu versuchen. Das Eis ist gebrochen, ein erstes Bild entsteht. Doch meine Frage, was Kunsttherapie denn eigentlich ist, bleibt noch unbeantwortet. Zwar gibt es genug Literatur – über hundert Publikationen sind im deutschsprachigen Raum erschienen –, doch sie ist entweder für Fachleute geschrieben oder sie behandelt Spezialthemen. Ein Überblickswerk für den Laien fehlt, ein Buch, das den Einstieg in Theorie und Praxis dieser Therapieform ermöglicht. Im Laufe des Sommers 1994 zeigten wir dann eine Wanderausstellung mit Bildern von Patienten aus den Bezirkskliniken, und immer wieder hörten wir von Besuchern die Frage: „Gibt es nicht ein Taschenbuch zu diesem Thema?“ Die Idee für das vorliegende Buch war geboren.

Diese Darstellungsform der Kunsttherapie birgt aber auch Risiken. Gleich zu Anfang will ich darauf hinweisen und vier Gründe nennen:

Erstens: Der Lesermeinung, daß mit der Kunsttherapie ein „Allheilmittel“ gefunden sei, muß entschieden widersprochen werden, denn sie ist nur ein Angebot aus dem psychologischen beziehungsweise psychiatrischen Behandlungsspektrum, ein wichtiges und unverzichtbares, aber nicht das einzig wirksame.

Zweitens: *Die* Kunsttherapie gibt es nicht. Es gibt (fast) so viele Kunsttherapien wie Kunsttherapeuten. Der Satz des Psychiaters Viktor Frankl, daß jede Therapie eine Gleichung ist mit zwei Unbekannten, nämlich dem Therapeuten und dem Patienten, ist auch hier gültig. Weder läßt sich die Kunsttherapie in jedem Fall mit gleichen Erfolgsaussichten anwenden, noch kann jeder Therapeut diese Methode mit der gleichen Wirksamkeit handhaben.

Drittens ist dieses Buch ein Risiko, weil es unhöflich ist. Es beschreibt die Arbeit des Therapeuten, die Gestaltungen des Klienten oder Patienten, es wendet sich an den Leser ... Stehen also ausschließlich Männer im Mittelpunkt? Nur um der Lesbarkeit willen bedienten wir uns der alten maskulinen Form. Wir wissen, daß Frauenpersönlichkeiten die Kunsttherapie in Praxis, Forschung und Lehre prägen. So ist die erste Lehrstuhlinhaberin für „Bildnerisches Gestalten und Therapie“ eine Frau, die Münchner Professorin Dr. Gertraud Schottenloher, und in diesem Buch kommen weit mehr Autorinnen zu Wort als Autoren.

Und schließlich viertens: Dieses Buch ist kein „Ratgeber“, der dem Leser alle Fragen beantwortet und alle Unklarheiten beseitigt.

Das Buch will vielmehr neugierig machen auf diese Therapieform, es will Basisinformationen bieten und es will Mut machen zum eigenen bildnerischen Gestalten. Denn die Arbeit mit Pinsel, Stiften und Farben, jede kreative Tätigkeit, sollte nicht erst in Zeiten seelischer Kränkung – also zur Therapie – aufgenommen werden, sondern als Prophylaxe, als Weg zur Erhaltung der seelischen (und körperlichen) Gesundheit. Auf den Punkt gebracht hat diesen Aspekt Joseph Beuys mit dem Satz: „Kunst ist ja Therapie", und so will dieses Buch auch einladen zu kreativer Tätigkeit.

Weiteres Ziel dieser Aufsatzsammlung ist es, die unterschiedlichen Einsatzfelder und Methoden der Kunsttherapie zu beschreiben. Deutlich werden dabei verschiedene Ansätze: psychotherapeutische, pädagogische, künstlerische, anthroposophische. Der Leser kann einzelne Therapieverläufe miterleben und sich von den positiven Wirkungen dieser Therapieform überzeugen: daß im Rahmen der Kunsttherapie die Klienten/Patienten

- verlorengegangene kreative Fähigkeiten wiederentdecken,
- Selbstvertrauen und Selbstwertgefühl aufbauen,
- sich ihrer Mit- und Umwelt verstärkt öffnen,
- in der Gruppenarbeit soziale Erfahrungen machen und soziale Kompetenzen entwickeln,
- psychische Stabilität erlangen und damit Lebensfreude zurückgewinnen.

Im Bereich der Klinik kann die Aufgabe der Kunsttherapie darin bestehen,

- bei schwer zugänglichen Patienten eine (zunächst nonverbale) Kontaktmöglichkeit anzubahnen und damit auch Wege für andere therapeutische Verfahren zu eröffnen,
- schwer faßbare innere Prozesse anschaubar zu machen und so deren bewußte Verarbeitung einzuleiten,
- Gefühlen wie Ängsten, Erwartungen und Sehnsüchten gestaltend Ausdruck zu verleihen,
- verborgene kreative Kräfte zu aktivieren und damit gesunde Persönlichkeitsanteile zu stärken.

Da psychische Störungen beziehungsweise Erkrankungen

nach heutiger Erkenntnis auf verschiedene Ursachen zurückzuführen sind, muß auch die Therapie „mehrdimensional" vorgehen. Vielfach eröffnet erst die Gabe von Medikamenten einen Zugang zum Patienten und erhöht die Erfolgsaussichten für die Kunsttherapie. Immer muß also die Verbindung zu anderen Therapieformen, beispielsweise der Pharmaka- oder der Psychotherapie, gesehen werden, aber auch die zu anderen Kreativtherapien wie der Musik-, Tanz- und Bewegungstherapie, dem Psychodrama, der Biblio- und Poesietherapie.

Diese Zusammenhänge werden im Beitrag von *Christoph Thomas* erläutert. Vorgestellt werden außerdem die verschiedenen kunsttherapeutischen Ansätze und die Rahmenbedingungen für die Therapie. Die Künstlerin *Karin Blum* wirbt im zweiten Beitrag für eine „schöpferische Lebenseinstellung", die Voraussetzung dafür ist, Lebensfreude zu erfahren.

Die beiden folgenden Beiträge geben Beispiele einer kunsttherapeutischen Gruppenarbeit, wobei *Bettina Egger* ein Kurzzeit-Therapiemodell vorstellt, bei dem aufgrund eines klaren Therapieauftrages mit „einem Minimum an Gespräch und einem Maximum an effektivem Malen" gearbeitet wird. *Christoph Thomas* beschreibt, wie mit einer großen Gruppe junger Patienten ein umfangreiches Filmprojekt realisiert werden konnte.

Gisela Schmeer, Sybille Loew und *Ulla Tretter* setzen sich mit seelischen Störungen auseinander, die in der Praxis zunehmend an Bedeutung gewinnen: Beziehungsstörungen, Streß, Burn-out-Syndrom und Angst. *Felix Tretter* und *Angelika Althoff* behandeln den Einsatz der Kunsttherapie bei Suchtkranken und im Bereich der Kinder- und Jugendpsychiatrie; *Monika Gerlinghoff* schreibt über die Therapie von Eßstörungen.

Die folgenden drei Beiträge zeigen auf, inwieweit Kunsttherapie bei psychotischen Erkrankungen, insbesondere bei Schizophrenien, eingesetzt werden kann. *Norbert-Ullrich Neumann* beweist, daß das Malen von Bildern zum Lebensinhalt eines Patienten werden kann; *Elisabeth Muth* und *Reinhild Gerum* plädieren für kreativtherapeutische Verfahren gerade bei denjenigen Kranken, die in der Vergangenheit vielfach nur „verwahrt" wurden, den chronisch-schizophrenen Langzeitpatienten; *Dietmar Dunker* schreibt über den Therapieprozeß bei einer akuten Psychose. *Flora von Spreti* schildert den Einsatz der Kunsttherapie bei einem zunächst hoffnungslos erscheinenden Fall von chronischer Depression. Daß Kunsttherapie auch bei geistig behinderten Menschen mit Erfolg angewendet werden kann, verdeutlichen *Ilse Merkle* und *Monika Brückner.* Das ‚Schlußwort', Bilanz und Ausblick zugleich, bildet der Beitrag von *Norbert-Ullrich Neumann* mit dem programmatischen Titel ‚Kunst wirkt, auch therapeutisch'. Ein abschließender Informationsteil bietet vor allem Hinweise zu Ausbildungsfragen.

Zu danken habe ich dem Verband der bayerischen Bezirke, der die Herausgabe dieses Buches ermöglichte. Zu danken habe ich auch den Leitern der bayerischen Bezirkskliniken, die meine Arbeit engagiert unterstützten, nicht zuletzt allen Ärzten und Ärztinnen sowie allen Kunsttherapeuten und -therapeutinnen, ohne die dieses Buch nicht entstanden wäre.

„Ich kann aber nicht malen ...“
Geschichte, Verfahren, Möglichkeiten und Grenzen der Kunsttherapie

Von Christoph Thomas

„Wenn Beuys sagt, daß jeder Mensch ein Künstler sei, dann meint er damit nicht, jeder Mensch sei ein Maler oder ein Bildhauer. Er meint vielmehr, daß jeder Mensch kreative Fähigkeiten besitze, die anerkannt und ausgebildet werden müssen.“[1]

„Ich kann aber nicht malen ...“ – wie oft habe ich diesen Satz gehört, von Erwachsenen, Jugendlichen und Kindern. In ihm kommt die Befürchtung zum Ausdruck, daß es im Rahmen der Kunsttherapie notwendig sei, „schön“ zu malen. Vor allem in Gruppen zeigt es sich oft, daß jeder Teilnehmer nur meint, gerade er könne nicht malen und die Ergebnisse der anderen seien viel besser. Hinzu kommt die Angst, der Kunsttherapeut könne anhand der Bilder Sachverhalte erkennen, die mitzuteilen der Betreffende (noch) nicht bereit ist.

Es ist deshalb wichtig, jeden Patienten von Anfang an darauf hinzuweisen, daß in der kunsttherapeutischen Einzel- oder Gruppenarbeit weniger das fertige Bild oder die Plastik zählt als vielmehr der Entstehungsprozeß, das bildnerische Gestalten. Es geht bei der Kunsttherapie nicht um formalästhetische Wertungen, nicht um „schön“ oder „häßlich“, sondern darum, daß der Patient seine Gedanken und Gefühle, Ängste, Träume und Phantasien zum Ausdruck bringt. Nicht immer sind diese inneren Bilder ansprechend. Oft ist es für den Patienten sehr schmerzlich, sie in sich zu finden und sie im Medium der Malerei oder einer szenischen Darstellung auszudrücken und sich dabei mit ihnen auseinanderzusetzen. Aber nur so können innere Prozesse bewußt gemacht und Lösungsmöglichkeiten entwickelt werden.

Viele Patienten berichten, daß sie seit ihrer Schulzeit keinen Stift oder Pinsel mehr in die Hand genommen haben. Vielen ist die Lust und die Freude an gestalterischen Prozessen abhanden gekommen, sei es aufgrund schlechter Beurteilungen im Kunstunterricht („Schon mein Lehrer hat gesagt, daß ich nicht malen kann") oder weil sie bislang nur ihre Ausbildung oder ihren Beruf im Blick hatten („Es gibt Wichtigeres im Leben als Malen"). Oft freilich ist ein leises Bedauern aus diesen Erklärungen herauszuhören, da die Patienten spüren, daß sie etwas Wertvolles verloren haben. Dunkel erinnern sie sich an ihre Kindheit, an eine Zeit, in der das Malen dazu beigetragen hatte, Erlebnisse, Gedanken und Gefühle zu be- und verarbeiten. Diese eigenschöpferische Aktivität wurde in den meisten Fällen mit dem Eintritt in den Kindergarten oder die Schule im Keim erstickt. In unserer leistungsorientierten Zeit hat nichtzielgerichtete Kreativität nur einen geringen Stellenwert. Kreativität zählt nur professionalisiert: Wer von den Kunstakademien mit einem abgeschlossenen Studium kommt, darf sich Künstler nennen. Was Kunst ist, bestimmt der Markt mit seinen Maßgaben von Konsum und Profit. Die sozialen Aspekte der Kunst treten mehr und mehr in den Hintergrund. Daß jeder Mensch, wie Joseph Beuys es ausgedrückt hat, selbst kreativ sein kann, ist den meisten nicht mehr bewußt. Auf der anderen Seite aber spüren immer mehr Menschen, daß sie mit Worten allein nicht das zu fassen bekommen, was sie mitteilen wollen. Vieles, was eher dem Gefühlsbereich angehört, läuft Gefahr, im Kopf, im Intellekt hängenzubleiben. Hier bietet das Malen und Gestalten einen Freiraum und große Chancen.

Zugegeben: Der Begriff „Kunsttherapie" (amerikanisch: *art-therapy*) verführt zu der Annahme, daß es darum gehe, „Kunst" zu produzieren. Daß dies nicht so ist, habe ich beschrieben. Da bisher aber keine bessere Bezeichnung gefunden wurde, werde ich den Begriff „Kunsttherapie" weiterhin verwenden, zumal Begriffe wie „Maltherapie" oder „Gestaltungstherapie" ebenfalls mißverständlich sind, da sich die therapeutische Arbeit nicht im Malen oder Gestalten erschöpft, sondern dem Gespräch einen wichtigen Stellenwert beimißt. Ob und wieviel gesprochen wird, hängt davon ab, welcher kunsttherapeutische Ansatz vertreten wird. Die verschiedenen Methoden werde ich nach einem kurzen Abriß der Geschichte der Kunsttherapie beschreiben. Vorweg nur soviel: Wer nur Farbe und Papier zur Verfügung stellt und Menschen zu bildnerischem Gestalten anregt, ist noch kein Therapeut. Ebenso ist Kunsttherapie eindeutig von esoterischen Selbsterfahrungsangeboten, bei denen auch gemalt wird, abzugrenzen. Sie ist ein primär klinisches Verfahren und richtet sich an Menschen, die psychotherapeutische Hilfe im Umgang mit sich und/oder der Umwelt suchen. Dies bedeutet dann aber auch, daß die medizinische Notwendigkeit der Therapie von einem Arzt festgestellt werden muß. Natürlich gibt es auch Selbsterfahrungsangebote, die von Kunsttherapeuten geleitet werden und bei denen mit bildnerischen Mitteln gearbeitet wird – Therapie kann und soll dies dann aber nicht sein.

Mein Beitrag soll Berührungsängste gegenüber dieser neuen Therapieform abbauen. Er will Mut machen, sich auf das Malen und Gestalten einzulassen. Kunsttherapie nimmt den Menschen in seiner Ganzheit an und bietet so eine sinnvolle Alternative zu anderen medizinischen bzw. psychotherapeutischen Behandlungsverfahren oder kann diese gut ergänzen. Im folgenden wird aufgezeigt, was mit Kunsttherapie erreicht werden kann und wo ihre Grenzen liegen. Wichtig ist es, von vornherein klarzustellen, daß Kunsttherapie kein „Allheilmittel" ist. Es wäre falsch zu glauben, daß mit ihr jedes psychische Problem gelöst werden kann oder daß sie einen Ersatz für Medikamente darstellt. Sie ist vielmehr ein Teil des Behandlungsspektrums, sie mag für einen bestimmten Zeitraum als Therapie der Wahl im Vordergrund stehen, doch sie muß stets im Zusammenhang mit anderen Verfahren gesehen werden.

Die Geschichte der Kunsttherapie

„Die Geschichte der Malateliers in den psychiatrischen Kliniken ist ein Spiegelbild der Geschichte der Psychiatrie und diese ist ein Aspekt der Gesellschaftsgeschichte . . ."[2]

Kunsttherapie ist eine sehr junge Disziplin. Ihre Anfänge gehen zurück in die Zeit um 1920, obwohl Ärzte schon seit der Mitte des 19. Jahrhunderts festgestellt hatten, daß durch bildnerisches Gestalten bei vielen Patienten eine Besserung des psychischen Gesundheitszustandes erreicht werden kann. Damals ging es aber vor allem darum, Patienten, die sich schon lange in Spitälern befanden, sinnvoll zu beschäftigen. Das Malen hatte einen Stellenwert wie Haus-, Garten- und Feldarbeit, es sollte schädliche Langeweile und Müßiggang verhindern und die Kranken aus ihrer Isolation herausholen. Körperliche Arbeiten zu diesem Zweck hatten gegenüber künstlerischen Betätigungen allerdings eindeutig Vorrang. Der Grund für die Einrichtung sogenannter künstlerischer Werkstätten in den (zumeist privaten) Hospitälern ab 1850 lag weniger in der Erkenntnis, daß mit künstlerischem Schaffen Heilerfolge zu verzeichnen waren, als vielmehr darin, daß sich viele Patienten aus gehobenen sozialen Schichten weigerten, anstrengende Arbeiten auszuführen. Das Malen hatte also andere Zielsetzungen und ist mit der heutigen kunsttherapeutischen Arbeit nicht zu vergleichen. Beschäftigungstherapie und Kunsttherapie sind nach wie vor zwei grundverschiedene Formen der Behandlung. Gemeinsam ist ihnen lediglich das Material, mit dem gearbeitet wird.

Im Jahr 1922 veröffentlichte der Heidelberger Psychiater Hans Prinzhorn sein Buch ‚Die Bildnerei der Geisteskranken', in dem er sich vor allem mit der Psychologie und Psychopathologie der Gestaltung auseinandersetzte. Für ihn bedeuteten die bildnerischen Arbeiten einen wichtigen Zugang zur Psyche seiner Patienten. Prinzhorn trug in der Zeit von 1919 bis 1921 rund 5000 Bilder, Zeichnungen, Collagen, Skulpturen und andere Objekte psychisch kranker Patienten zusammen und zeigte seine Sammlung erstmals 1922 der Öffentlichkeit. Der Einfluß dieser Bilder auf die führenden Künstler dieser Zeit war groß. Für Paul Klee, Max Ernst, André Breton, Alfred Kubin und vor allem für den Franzosen Jean Dubuffet wurde die Sammlung Prinzhorns, die Einblicke in Prozesse unmittelbarer Kreativität ermöglichte, zu einem Vorbild für das eigene künstlerische Schaffen.

Für Dubuffet sollte Kunst ohne Vorbildung, aus der spontanen Arbeit mit dem Material heraus entstehen. Seine Konzeption von *„art brut"* veränderte die Kunst seit dem Ende der vierziger Jahre durchgreifend. *„Art brut"* bedeutet wörtlich „rohe Kunst", und Dubuffet verstand darunter die von äußeren Einflüssen unabhängige, von jeder gelernten Technik freie, an kein bestimmtes Material gebundene Kunst unvoreingenommener „Autodidakten".[3] Entschieden wandte sich Dubuffet gegen jedes Schubladendenken, gegen jede Unterscheidung zwischen pathologischer und nicht-pathologischer Gestaltung. Er stellte eine Bezeichnung wie „Kunst der Geisteskranken" grundsätzlich in Frage: „Es gibt ebensowenig eine Kunst der Verrückten wie es eine Kunst der Magenleidenden oder Knieverletzten gibt."[4]

Schon vor Prinzhorn, etwa ab 1910, hatten Psychoanalytiker wie Hermann Rohrschach oder Anna Freud damit begonnen, sich mit den bildnerischen Arbeiten ihrer Patienten auseinanderzusetzen. In den zwanziger und dreißiger Jahren beschäftigten sich dann Analytiker Jungscher Prägung im Rahmen ambulanter Therapien mit Zeichnungen. Hier liegen die Anfänge der heutigen Kunsttherapie: der Versuch, mit bildnerischen Mitteln Zugang zur individuellen Geschichte der Patienten zu finden, mit dem Ziel, Konflikte aufzudecken, sie sichtbar und so einer bewußten Bearbeitung zugänglich zu machen. Etwa um die gleiche Zeit wurden in einigen amerikanischen psychiatrischen Kliniken Malateliers eingerichtet und das Konzept der Kunsttherapie von dem der Beschäftigungstherapie abgegrenzt.

Mit dem Aufkommen der medikamentösen Therapie bei psychischen Erkrankungen und dem Siegeszug der Psychopharmaka in den fünfziger Jahren trat dieser Zugang zur Seele der Patienten, vor allem in Deutschland, in den Hintergrund und wurde bald weitgehend vergessen. Erst in den letzten zehn bis fünfzehn Jahren erfolgte eine Rückbesinnung auf erlebnis- und handlungsorientierte therapeutische Verfahren wie die Kunsttherapie, die derzeit einen enormen Aufschwung erleben. Es wird in Zukunft sicher auch darum gehen, „an einer

Vernetzung von menschennaher Kulturarbeit und therapieorientierten Angeboten als einer im weitesten Sinne psychosozialen Gesundheitspflege"[5] zu arbeiten und deren Qualität zu sichern.

Ansätze der Kunsttherapie

„In alten, längst vergangenen Zeiten, als die Welt sich wieder aus den Trümmern der Völkerwanderung aufbaute, als die Stände sich sonderten und Schulen entstanden, gründete man medizinische Fakultäten. Die Ärzte [die Therapeuten] sollten dort das Heilen lernen. Man rief die großen Künstler zusammen, an würdiger Stelle zu lehren ... Da kamen denn bald die Helden des Katheders, fleißige Leute, die emsig ihre kleinen Gedanken und Entdeckungen zusammenschleppten und daraus einen Haufen Schutt aufbauten. Den nannten sie den Tempel der Wissenschaften. Und aus diesem Tempel soll nun das Heil der kranken Welt kommen, dort soll der Dulder Genesung finden. Der Kunst ward es bald zu eng in dem heiligen Hause, wo Hypothesen auf Hypothesen sich häuften ... Sie ist zu den Schäfern gegangen. Dort lacht sie der Wissenschaft. Denn diese ,Wissenschaft' ist zu oft ganz erbärmlich dumm, nicht selten lügenhaft, jedenfalls herrschsüchtig, kurzsichtig und engherzig ... Der Ring der wissenschaftlichen Universität hat die freien Köpfe von jeher geächtet und gebannt ... Die Wissenschaft will nicht heilen, sie will Kenntnisse sammeln. Die Medizin [die Therapien] ist [sind] nicht für die Kranken da, die Kranken sind für die Wissenschaft da."[6]

Sicherlich muß Kunsttherapie, wenn sie als Disziplin Anerkennung finden will, wissenschaftlich begründet sein. Dabei ist jedoch zu bedenken, daß die psychische Befindlichkeit eines Patienten nicht objektiviert werden kann und letztlich der Betroffene selbst entscheiden muß, was ihm hilft und was nicht. Da die meisten Patienten in ein mehrdimensionales Behandlungskonzept eingebunden sind, neben der kunsttherapeutischen Behandlung also auch Medikamente erhalten sowie an

Gesprächs-, Bewegungs- oder Musiktherapien teilnehmen, ist die Frage schwer zu beantworten, welche Methode den entscheidenden Beitrag zur Gesundung geleistet hat. Eindeutige Ergebnisse wären nur dann zu erzielen, wenn Patienten eindimensional behandelt würden, eine Forderung, die nicht zu realisieren ist.

Die verschiedenen Methoden der Kunsttherapie lassen sich in sieben Gruppen unterteilen, wobei die Zuordnungen nicht immer eindeutig sind, da sich die Methoden häufig überschneiden. Ich folge einer Einteilung von Peter Baukus und Jürgen Thies, deren Buch ‚Aktuelle Tendenzen in der Kunsttherapie' eine überaus lesenswerte Auseinandersetzung mit den verschiedenen kunsttherapeutischen Ansätzen bietet.[7]

Der psychiatrische Ansatz

Der psychiatrische Ansatz der Kunsttherapie geht von neurobiologischen Erkenntnissen und der Annahme aus, daß den bildnerischen Darstellungen des Menschen eine Art „biologische Matrix" in Form endogener Bildmuster zugrunde liegt und sich in dieser Matrix Elementarstrukturen unserer Wahrnehmung zeigen. Was wir sehen, wird von unserem Nervensystem aufgenommen und interpretiert. In der Krankheit, vor allem bei schizophrenen Psychosen, ist dieses System gestört. Es kommt zu einer veränderten Wahrnehmung und damit zu einer Veränderung der bildnerischen Darstellung innerer und äußerer Bilder. In der Psychose kommt es also zu Störungen der Interpretation dessen, was wahrgenommen wird, und der angemessenen Gefühlsreaktionen darauf. Vorrangiges Ziel der Kunsttherapie ist es, diese Deformationen wieder rückgängig zu machen.

In der Praxis sieht dies so aus, daß durch Nachzeichnen realer Strukturen das deformierte Wahrnehmungssystem verbessert wird. Verschiedene Autoren, unter ihnen Rudolf Steiner, der Begründer der Anthroposophie, haben sich mit der heilenden und stabilisierenden Wirkung des Formenzeichnens beschäftigt. Durch sich wiederholende, gleichförmige, rhythmische Bewegungsmuster auf dem Papier entstehen sich weiterentwickelnde Gebilde, wobei der Gestaltungsprozeß beruhigend und entspannend wirken und die Stabilisierung fördern kann. Das Zeichnen stärkt nach Günter Wolfrum „die Kraft der Mitte, des Ich, zwischen den ständig drohenden Tendenzen der Verkrampfung und der Auflösung“.[8]

Der künstlerisch-kunstpädagogische Ansatz

Die Vertreter des künstlerisch-kunstpädagogischen Ansatzes der Kunsttherapie berufen sich auf die Gestaltungslehren der Bauhauszeit (1919–1933), die vor allem von Johannes Itten, Wassily Kandinsky und Paul Klee geprägt wurden. Sie gehen davon aus, daß die Beziehungen zwischen Bewegung, Form, Geist, Seele und Körper insbesondere aus dem emotionalen, nicht aus dem intellektuellen Bereich heraus erfolgen und entscheidende Bedingungen für die künstlerische Tätigkeit sind. Den Farben werden bestimmte Wirkungen auf die Seele des Menschen zuerkannt. „Alle drei hier genannten Künstler des Bauhauses haben die Kunstauffassung ihrer Zeit aufgeweicht und um einen immensen Bereich erweitert. Mit seinen ganzheitlichen pädagogischen Methoden erweiterte Itten das herkömmliche Bild der Kunst auf den stark sensitiven Bereich. Kandinsky gelang es, eine rational durchdachte Lehre für Farben und Formen zu erstellen, die subjektives Kunsterleben zu objektivieren versuchte. Klee schließlich dehnte sein Kunstideal auf einen nahezu ‚kosmischen‘ Bereich aus. Alle drei verbindet das subjektive Element in der Begegnung mit der Kunst, ein Bereich, der heute auf kunsttherapeutischem Gebiet von großem Interesse ist“, schreibt Roswitha Bader.[9]

Ein Beispiel für eine erlebnisorientierte kunsttherapeutische Methode, bei der nicht das fertige Bild, sondern der Malprozeß und das persönliche Erleben im Vordergrund steht, ist das „*messpainting*“. Es läßt, so Gertraud Schottenloher, „den spontanen bildnerischen Prozeß in seiner heilenden und selbstregulierenden Wirkung zum Tragen kommen, ohne Deutung und Interpretation der Bilder".[10] Diese Methode „stützt sich fast ausschließlich auf den progressiven und gleichzeitig regressiven Prozeß des spontanen Malens selbst, der in beständigem Fluß gehalten wird und in diesem Fließen sozusagen ein trockenes Flußbett mit Wasser füllt und von Schmutzansammlungen und Hindernissen reinigt oder bei Hochwasser für entsprechende Ableitung sorgt. Die Spiegelwirkung der Bilder und des Geschehens in seiner Entwicklung unterstützt diesen Prozeß."[11]

Der Anspruch, ein „gutes" Bild zu malen, wird dadurch ausgeschlossen, daß innerhalb einer kurzen vorgegebenen Zeit gemalt und möglichst viel der Malfläche, von 70 bis 90 Prozent, bearbeitet werden soll. Dabei werden Gefühle aller Art – Ärger, Wut, Traurigkeit, Freude – zugelassen und ausgedrückt. Messpainting ist geeignet, den kreativen Prozeß in Gang zu bringen, und trägt dazu bei, Hemmungen und Blokkierungen abzubauen.

Das „*messpainting*" kann in abgewandelter Form dadurch praktiziert werden, daß eine Installation oder ein Gegenstand in immer kürzeren Zeitabständen gezeichnet beziehungsweise gemalt wird und der Therapeut zum Teil auch selbst in den Gestaltungsprozeß eingreift, indem er verschieden Malmaterialien auf das gerade in Arbeit befindliche Papier aufträgt. Auch hier besteht die Möglichkeit, manchmal sogar die Notwendigkeit, die subjektiven Erlebnisse beim Gestaltungsvorgang und die Bilder selbst zu besprechen.

Der heilpädagogische Ansatz

In der Heilpädagogik, die sich vor allem mit behinderten Menschen beschäftigt, wird die Kunsttherapie mit Erfolg angewendet, da sie Kommunikation ohne verbale Sprache ermöglicht und dadurch soziale Kompetenzen fördern kann. Im heilpädagogischen Ansatz ist die Nähe zur Ergotherapie, also zur Beschäftigungs- und Arbeitstherapie, offensichtlich, doch beschränkt sich die Kunsttherapie auf den Umgang mit bildnerisch-ästhetischen Mitteln, der Ergotherapie steht hingegen ein weit größeres Spektrum an Möglichkeiten zur Verfügung.

Der psychotherapeutische Ansatz

Immer häufiger werden die bildnerischen Arbeiten von Patienten in gesprächsorientierte Verfahren, wie die klassische Psychoanalyse, miteinbezogen, da erkannt wurde, welche Bedeutung die nonverbalen Ausdrucksformen haben können. Gisela Schmeer (vgl. Seite 60 ff.) hat viel dazu beigetragen, daß sich immer mehr Psychotherapeuten auf kunsttherapeutischem Gebiet ausbilden lassen. In ihrem Buch ‚Krisen auf dem Lebensweg' schreibt sie: „Bei der psychoanalytischen Kunsttherapie, wie ich sie verstehe, steht der Erkenntnisprozeß im Vordergrund. Und zwar bezieht sich das Erkennen und Bewußtwerden auf alle aus der Psychoanalyse bekannten und vertrauten psychischen Abläufe."[12] Gemeint sind die Funktionen des Ich, die Abwehrmechanismen, Übertragung und Gegenübertragung und der Widerstand.

Jeder Mensch denkt und träumt in Bildern. Es ist daher naheliegend, daß Schwierigkeiten, Probleme oder Krisensituationen auch im bildnerischen Ausdruck ihren Niederschlag finden. Wichtig sind dann die Kommentare des Bildautors zu den Gestaltungen, sein Minenspiel oder seine Gestik, ein eventuelles Innehalten an einer bestimmten Stelle, ein plötzliches Wechseln der Farbe und andere Veränderungen seines Verhaltens – Informationen also, die der Patient zusätzlich und meist unbewußt zu seiner Gestaltung gibt. Dieses „Material" eröffnet Möglichkeiten weiterzuarbeiten, Ressourcen aufzuspüren und Konfliktstrategien zu ändern, wobei das therapeutische Gespräch eine bedeutende Rolle spielt.

Einen anderen psychotherapeutischen Ansatz hat Bettina Egger entwickelt (vgl. Seite 46 ff.). Sie läßt therapeutische Interventionen immer während des Malprozesses ablaufen, nicht im Anschluß daran, und hat diese Vorgehensweise zu ihrer

Methode gemacht, die sie „Begleitetes Malen nach Bettina Egger" nennt.[13] Sie schreibt dazu: „... die Maltherapeutin greift direkt in den Entstehungsprozeß des Bildes ein. Sie hinterfragt zum Beispiel Gedankengänge, die zur Bildidee führten, weist auf unordentliche Darstellungen und Widersprüche hin und ermutigt die Malenden, das Bild ganz zu Ende zu führen. Im Gegensatz zu den meisten Praktiken der Maltherapie, in denen das Thema vom Therapeuten allein oder in Zusammenarbeit mit dem Patienten gegeben, dann aber vom Patienten allein ausgeführt wird, ist die Themenwahl des Bildes im ‚Begleiteten Malen nach Bettina Egger' ganz dem Malenden überlassen."[14]

Im „Geführten Zeichnen", einer weiteren psychotherapeutischen Methode, überläßt sich der Patient, der mit geschlossenen Augen beidhändig malt, seinen spontanen Impulsen. Das Bild, das auf diese Weise entsteht, besteht meist aus elementaren Formen und Symbolen und wird als Psychogramm verstanden. Nach Ortrud Deuser eröffnet das „Geführte Zeichnen" eine Möglichkeit, „den Fluß schöpferischer Energie anzuregen, aufzugreifen und über Gebärden- und Bildformen zu gestalten. Geformtes kann gegenübergestellt, in Dialog genommen, abgelöst werden, es regt die Weiterentwicklung zu neuen Formen an. Bildfolgen und Geschichten können entstehen, die wie ein eigener Mythos Entwicklungsverläufe prägen und darstellen. In den Grundmustern entsprechen sie den Stufen des Individuationsweges, die C. G. Jung entdeckte."[15] „Geführtes Zeichnen" ist ein ausschließlich nonverbales Verfahren, das den Gestaltbildungsprozeß anregt und ihn fördert.

Abschließend ist auf Heinz Deusers „Arbeit am Tonfeld" hinzuweisen, eine Methode, bei der mit sechs Kilogramm Tonerde in einem flachen Kasten bei geschlossenen Augen gearbeitet wird. „In der Arbeit am Tonfeld erlaubt das weiche Material einen Wandlungsprozeß, in dem sich der einzelne in seiner Bewegung wahrnehmen und wandeln kann an dem, was ihn bewegt."[16]

Erfahrungsgemäß setzen Patienten abwechselnd eigene Themen und solche, die aus der gemeinsamen therapeutischen Arbeit heraus entwickelt werden, bildnerisch um. Ich halte es deshalb für sinnvoll, sich in der praktischen kunsttherapeutischen Arbeit offen zu halten und sich nicht nur einer Methode zu bedienen. So kann der Gefahr begegnet werden, daß die Therapie an den Bedürfnissen der Patienten vorbeigeht.

Der anthroposophische Ansatz

Die Anthroposophie ist eine Geisteshaltung, die Rudolf Steiner in den Jahren 1921 bis 1925 entwickelte. Sie vertritt eine ganzheitliche Sichtweise des Menschen und hat im Bereich der Medizin mittlerweile viele Anhänger gefunden.

Im Bereich künstlerischer Therapien sieht die Anthroposophie ihre Aufgabe darin, die Selbstheilungskräfte im Menschen zu fördern und zu unterstützen. Sie bezieht sich dabei auf die von Rudolf Steiner beschriebenen „Wesensglieder“ des Menschen: Physischer Leib, Ätherleib, Astralleib und Ich-Organisation, die in enger Wechselwirkung zueinander stehen. In der anthroposophischen Kunsttherapie geht es darum, deren Zusammenspiel zu harmonisieren und Übergewichte auszugleichen. Das „Formenzeichnen“ wie auch das „Geführte Zeichnen“ sind zu wichtigen Methoden dieses Ansatzes geworden.

Hildegard Pütz und Michael Glöckler beschreiben die Wirkung anthroposophischer Kunsttherapie folgendermaßen: „Mit Hilfe äußerer Anwendungen und homöopathischer Heilmittel aus den Naturreichen können diese unterschiedlichen Kräfte (Wesensglieder) differenziert zur selbstheilenden Eigenaktivität angeregt werden. Ihre Aktivierung erfolgt in der Anthroposophischen Medizin unter Berücksichtigung natürlicher und im Menschen wirksamer Gesetzmäßigkeiten. Sie wirkt harmonisierend und stabilisierend bis in den Physischen Leib hinein. In diesem Zusammenhang kann die therapeutische Anwendung der Künste als gezielte, direkte Aktivierung der leib- und bewußtseinsbildenden Selbstheilungskräfte verstanden werden. Ihre Indikationen liegen daher sowohl im psychotherapeutischen Bereich als auch in der Behandlung somatischer Erkrankungen. Praktisch wurde ein Übungsverfahren entwickelt, für diese im individuellen Menschen wirksamen Gestaltungskräfte und Persönlichkeitsanteile, deren Schwächung zur Krankheit geführt hat. Sie werden gestärkt und damit der Gesamtorganismus ins Gleichgewicht gebracht. Die aus dem Dominanzverhalten anderer Wesensanteile resultierende und krankmachende Vereinseitigung kann ausgeglichen werden. Manchmal erscheinen diese Ausgleichsübungen selbst einseitig. Das können sie anfänglich auch sein, offenbaren sie doch dasjenige, was ergänzend herangebildet werden will im Menschen. Dieses „Wollen" drückt sich als unterbewußte Entwicklungsforderung im Prozeß einer Krankheit aus, deren Erscheinungsbild hinweist auf die existentielle Fragestellung eines Menschen. Aus seiner Zurückgeworfenheit in sich selbst wird der Kranke abgeholt und einbezogen in die Entwicklung einer dynamischen Therapie."[17]

Der rezeptive Ansatz

Bilder, die wir betrachten, wirken auf uns. Von dieser Tatsache geht die rezeptive Kunsttherapie aus. Bilder sagen etwas aus, doch diese Sprache versteht nur, wer sich darauf einläßt – und je bewußter dies geschieht, desto tiefer können die Erfahrungen sein. Je nachdem, wie es uns geht, sprechen uns bestimmte Bilder an, andere nicht. Wir nehmen das wahr, was uns gerade beschäftigt, sind uns dessen aber oft nicht bewußt. Wir finden in einem Bild etwas ausgedrückt, was wir nicht in Worte fassen können.

Viele Kliniken machen mittlerweile von dieser Erkenntnis Gebrauch, indem sie in Krankenzimmern, Aufenthaltsräumen und Gängen Bilder aufhängen. Zu berücksichtigen sind dabei die Grundstimmung des Bildes, der Ort, an dem es gezeigt wird, und die Menschen, die es ansehen. Viele Arbeiten, die im Rahmen der Kunsttherapie entstanden sind, eignen sich dazu, sie einer Öffentlichkeit zugänglich zu machen; meist wünschen es die Patienten sogar ausdrücklich. Zu einem Bild als einem

Teil von sich zu stehen bedeutet gleichzeitig auch, zu sich zu stehen, zu seinen Gefühlen, Wünschen und Ängsten. Dies kann für den therapeutischen Prozeß von großer Bedeutung sein. Wenn sein Bild gezeigt wird, entsteht bei dem Bildschöpfer manchmal die Befürchtung, andere könnten zu tief in seine Seele blicken, aber meist macht er die Erfahrung, daß die Betrachter ganz anders reagieren als erwartet, weil die Bilder bei ihnen eigene, auf ihre individuellen Hintergründe bezogene Reaktionen auslösen.

Hermann Hesse beschrieb diese Erfahrung in seinem Roman ‚Demian': „Das Leben jedes Menschen ist ein Weg zu sich selber hin, der Versuch eines Weges, die Andeutung eines Pfades. Kein Mensch ist jeweils ganz und gar er selbst gewesen; jeder strebt danach, es zu werden, einer dumpfer, einer lichter, jeder wie er kann. Jeder trägt Reste seiner Geburt, Schleim und Eischalen einer Urwelt bis zum Ende mit sich hin. Mancher wird niemals Mensch, bleibt Frosch, bleibt Eidechse, bleibt Ameise. Mancher ist oben Mensch und unten Fisch. Aber jeder ist ein Wurf der Natur nach dem Menschen hin. Uns allen sind die Herkünfte gemeinsam, die Mütter, wir alle kommen aus dem selben Schlunde; aber jeder strebt, ein Versuch und Wurf aus den Tiefen, seinem eigenen Ziele zu. Wir können einander verstehen, aber deuten kann jeder nur sich selbst."

Das Malen und Gestalten in der Kunsttherapie enthält immer auch den rezeptiven Ansatz, denn der Maler, die Gruppe und der Therapeut sind aufgefordert, sich mit dem Bild zu beschäftigen. Hier wird deutlich, wie wichtig es ist, daß der Maler seine Arbeiten beschreibt und deutet. Nur so kann verhindert werden, daß der Therapeut seine eigenen Inhalte in die Arbeiten der Patienten projiziert und ihnen damit etwas „überstülpt". Große Verantwortung kommt dem Therapeuten auch dabei zu, den Patienten vor Übertragungen, Interpretationen und Deutungen anderer Gruppenmitglieder zu schützen.

Natürlich ist es auch möglich, daß der Patient oder der Therapeut Bilder in die Therapiestunden mitbringt und der Patient dann das, was die Betrachtung der Bilder in ihm auslöst, thematisiert, um schließlich ein eigenes Bild zu malen. Für viele

Patienten kann dies ein Einstieg in die gemeinsame therapeutische Arbeit sein.

Kunsttherapie, so wie wir sie bisher kennengelernt haben, bedeutet also: Kommunikation, Sichtbarmachen, Selbsterfahrung, Steigerung des Selbstwertgefühls und Selbstvertrauens, Spontaneität, Kreativität, psychomentale Strukturierung. Damit wird das, was sie bewirkt, in abstrakte Begriffe gefaßt. Je öfter wir diese hören und je routinierter wir mit ihnen umgehen, desto mehr laufen wir Gefahr, ihren Sinn nicht mehr zu begreifen. Über rationale Reflexionen entziehen wir uns immer mehr dem Eigentlichen. Das Gefühl hat keinen Zugang mehr zu uns und zu anderen. Aus meiner Sicht liegt hierin eine Ursache dafür, daß sich die Kunsttherapie sowie andere kreativtherapeutische Verfahren und die Wissenschaft so schwer miteinander tun. Kunsttherapie geht den Weg der Sinne und der Hingabe, Wissenschaft den Weg des Geistes und der Abstraktion.

In Ausstellungen mit Bildern aus der Kunsttherapie habe ich immer wieder die Erfahrung gemacht, wie schwer es für viele Betrachter ist, sich auf die Bilder einzulassen. Sie wollen stattdessen etwas über das Alter, die Lebensgeschichte, die Diagnose der Bildautoren erfahren. Doch dieses Wissen dient nur dem Schutz vor eigenen Gefühlsregungen und deren Verbannung in Schubladen und Kategorien. Was die Bilder uns mitteilen können, wird dann nicht mehr „gehört". Bilder sind aber in der Lage, zu einem Spiegel der eigenen seelischen Tiefe zu werden. Sich auf ihre Sprache einzulassen und auf das, was in der Auseinandersetzung mit ihnen ausgelöst wird, die Erkenntnis der eigenen Gefühlswelt also, gibt die Chance, andere und sich selbst besser verstehen zu lernen. Hier liegt ein Kernpunkt kunsttherapeutischer Arbeit.

Kunsttherapie verdient es also keineswegs, „als ein Stiefkind der Künste behandelt zu werden", wie Rudolf Arnheim geschrieben hat.[18] Sie sollte vielmehr „als ein Modell betrachtet werden, das dazu beitragen könnte, die Künste wieder zu einem produktiveren Ansatz zu bringen". Arnheim fährt fort:

„Es scheint mir nicht verleugnet werden zu können, daß die generelle Praxis unserer Maler, Bildhauer und anderer Künstler am Fehlen wahrhaftiger Impulse gelitten hat. Das Herumspielen mit rein formalen Gefühlsregungen und die falsche Toleranz gegenüber oberflächlicher Anziehung durch Gewalt und billige Erotik haben die allgemeine Qualität von dem, was uns in den Ausstellungen von Galerien und Museen gezeigt wird, heruntergewirtschaftet. Talente scheint es ja noch zu geben, aber wenig an Vision und Hingabe. In einer solchen Situation sollten die angewandten Künste die Sache in die Hand nehmen, und Kunsttherapie ist eine angewandte Kunst. Sie sollten wissen, daß die Künste, wenn sie ihre Kraft erhalten und beweisen wollen, den Bedürfnissen der Menschheit dienen müssen. Diese Bedürfnisse sind in der Krankheit augenfällig, und in gleicher Weise ist es der Nutzen, den die Menschen durch die Künste erhalten können. Indem Kunst zeigt, was sie für den Geist kranker Menschen tun kann, erinnert sie uns daran, wozu sie für jeden von uns da ist."

Der integrative Ansatz

„Der Mensch ist ein mathematisch erzogenes Tier", stellte Georg Groddeck schon 1893 fest. „Alles was ihm begegnet, versucht er in Figuren zu bringen. Die Professoren machen davon keine Ausnahme. Sie haben schöne Quadrate konstruiert, das sind die Krankheiten; und um die Quadrate sind gefällige Zirkel gezogen. Das sind die Heilmethoden. Leider kommt man im Leben mit dieser Rechenweisheit nicht aus. Die geometrischen Figuren sind Gebilde der Phantasie. In der Wirklichkeit gibt es gar keine Krankheiten, es gibt nur kranke Menschen. Ein Gegensatz zwischen Krank- und Gesundsein besteht ebensowenig wie zwischen Wärme und Kälte. Es sind nur Gradunterschiede des menschlichen Lebens. Von der strotzenden Kraft eines Steinträgers bis zur atemhaschenden Not des Lungenschwindsüchtigen ist eine einzige, ununterbrochene Kette von Übergängen vorhanden."[19]

Die Wertmaßstäbe einer leistungsorientierten Gesellschaft bringen es mit sich, daß „Kranksein“ und „Probleme-Haben“ als Makel empfunden werden, denn die Schwierigkeiten des einzelnen könnten das gesamte System in Frage stellen. Wenn Leistung zum obersten Prinzip erhoben wird, entsteht Konkurrenz, und wer sich darin durchsetzen kann, erhält Anerkennung und kann aufsteigen. In belastenden Lebenssituationen, bei Schwierigkeiten in Beziehungen, bei Krankheiten geraten wir schnell in eine persönliche Krise, die unser Leistungspotential schwächt und dazu führt, daß wir den Anforderungen am Arbeitsplatz und denen unserer persönlichen Umgebung nicht mehr in dem Maße gewachsen sind, wie wir selbst oder andere es verlangen. Dies bedeutet gleichzeitig, nicht mehr mithalten zu können mit denen, die „gesund“ sind. Es liegt also nahe, Kranksein zu verbergen, Probleme und Schwierigkeiten zu verdrängen, sich morgens eine Maske aufzusetzen, die suggeriert, daß alles in Ordnung sei. Erst wenn es nicht mehr gelingt, dieses Bild aufrechtzuerhalten, wird die Krankheit manifest, oft sehr spät und meist schon weit fortgeschritten. An diesem Spaltungsprozeß beginnt der integrative Ansatz, die kunsttherapeutische Arbeit mit „Gesunden“ und „Kranken“.

Die Randgruppenproduktion unserer Gesellschaft ist ein Beispiel dafür, wie jeder ausgeschlossen wird, der sich nicht mehr den Prinzipien eines leistungsorientierten Systems unterordnen kann. Damit verbunden sind Berührungsängste, denn es muß vermieden werden, mit der anderen Seite in Kontakt zu kommen. Wenn die Grenzen zwischen Krank- und Gesundsein fließend sind, ist es wichtig, sich für gesund zu halten und damit auf der „richtigen“ Seite zu stehen.

Ein Ziel der Kunsttherapie ist es, diese starr gezogenen Grenzen aufzulösen. Ausgehend von der Erfahrung, daß die Arbeit mit ausschließlich stationären Patienten wenig Möglichkeiten bietet, Mut zu Planungen zu machen und Perspektiven zu entwickeln, und daß Kranksein eher als ein statischer Zustand erlebt wird, begann ich, ein Projekt mit „Kranken“

und „Gesunden“ zu realisieren. Dabei arbeiteten stationäre Patienten zusammen mit ehemaligen Patienten der Klinik, die mittlerweile in Wohngruppen oder wieder als „gesund“ nach Hause entlassen worden waren, sowie mit jungen Leuten, die mit der Psychiatrie noch nie in Berührung gekommen waren. Die Ergebnisse bestätigten: Die eigene Krankheit kann als „Übergangsstadium“ erlebt werden, wenn die Teilnehmer nicht auf eine Zielgruppe beschränkt sind. Eine der „gesunden“ Teilnehmerinnen drückte diese Erfahrung so aus: „Ich habe gemerkt, daß ich die gleichen Hemmungen und Probleme habe wie die Patientinnen, nur nicht so akut und unbedingt.“

In dem Projekt wurden verschiedene Ansätze und Methoden erlebnisorientierter Verfahren verbunden, das Malen und Gestalten mit dem Schreiben von Texten und Geschichten, dazu Bewegungsübungen, Entspannung und Meditation. Ein wesentliches Merkmal integrativer Ansätze ist es, nicht eindimensional zu arbeiten. Interessant waren die Beobachtungen, die bei der Ausstellung zu machen waren, die wir im Anschluß an das Projekt zeigten: Es wurde bekanntgegeben, daß verschiedene Personengruppen an dem Projekt teilgenommen hatten, die Bilder wurden aber nicht diesen Gruppen entsprechend gehängt, so daß eine Etikettierung unmöglich war. Die meisten Besucher der Ausstellung, die den Versuch wagten, Zuordnungen zu treffen, lagen mit ihrer „Diagnose“ falsch.

Kunsttherapeutische Situationen

Kunsttherapie findet entweder in Einzel- oder Gruppensituationen beziehungsweise in projektbezogener Arbeit statt. Eine weitere Möglichkeit, vor allem im Bereich der ambulanten Vor- und Nachsorge, ist die offene Gruppe im Sinne einer „kunsttherapeutischen Atelierarbeit“.

Einzeltherapie

Die therapeutische Einzelsituation stellt die Beziehung zwischen dem Patienten und dem Therapeuten in den Vordergrund und bietet die Möglichkeit, sich intensiv mit der individuellen Problematik und den vorhandenen Ressourcen auseinanderzusetzen. Die Entscheidung darüber, ob diese Form des therapeutischen „Settings“ den Bedürfnissen des Patienten entspricht, wird in der Regel in einem ersten Gespräch mit ihm geklärt. Je nachdem, welche Schwierigkeiten und Störungen vorliegen und welche Möglichkeiten einer Auseinandersetzung damit geeignet erscheinen, können verschiedene Ansätze zum Tragen kommen.

Grundsätzlich hat der Patient hier die Möglichkeit, ungestört und unbeeinflußt durch andere die Themenbereiche anzusprechen und auszudrücken, mit denen er sich in einer Gruppensituation nicht auseinandersetzen würde. Vor allem für Kinder, die unkonzentriert und leicht ablenkbar sind, ist die Einzeltherapie zunächst die Methode der Wahl.

Gruppentherapie

Der Schutzraum der Gruppe ist für viele ein wesentliches Kriterium, die Gruppentherapie einer Einzeltherapie vorzuziehen. Hier besteht die Möglichkeit, sich innerhalb der Gruppe zurückzuziehen, der einzelne steht nicht ständig im Mittelpunkt. Andererseits werden in einer Gruppe meist Themen bearbeitet, die sich vor allem aus der ihr eigenen Dynamik heraus ergeben oder die ein gemeinsames Anliegen der Gruppe betreffen. Die Bedürfnisse des einzelnen stehen hinter denen der Gruppe zurück und können nur mit deren Einverständnis ausführlicher bearbeitet werden. Ein wesentlicher Gesichtspunkt für die Entscheidung der Patienten, an einer Gruppe teilzunehmen, ist, daß sie hier die Erfahrung machen können, mit ihren Schwierigkeiten nicht allein zu sein und von anderen Lösungsmöglichkeiten lernen zu können. In der Kunsttherapie entstehen Gemeinschaftsbilder, und dadurch wird das „Wir-Gefühl" gestärkt.[20]

Projektbezogene Arbeit

Projektbezogene kunsttherapeutische Arbeit, wie sie in einigen Kliniken durchgeführt wird, ist zeitlich begrenzt und/oder hat ein bestimmtes Ziel. Dabei kann sowohl frei als auch themenbezogen gearbeitet werden. In der Regel erhalten die Teilnehmer einen Freiraum, in dem sie sich mit bildnerischem Material nonverbal mitteilen können. Für Fragen und Anleitungen stehen Therapeuten bereit. Meist wird auch eine Reflexion über den Entstehungsprozeß und die angefertigten Arbeiten angeboten.

Die Erfahrung des nichtpädagogischen und weitgehend nonverbalen therapeutischen Umgangs ist für die meisten Patienten neu und ungewohnt. Es entsteht Freude am Schaffen und ein Gefühl für die eigene Stärke sowie für die gemeinsame gestalterische Kraft einer Gruppe.

Während eines Projekts in der Abteilung Rottmannshöhe der Heckscher-Klinik München zeigte es sich, daß diese Art zu arbeiten den Freiraum für einzelne Patienten stark erweitern kann. Bei fast allen nahm die Bereitschaft zu, Selbstverantwortung zu übernehmen. „Es war eine Freude zu erleben, wie die Jugendlichen das zur Verfügung gestellte Angebot aufgriffen und sich zunehmend mehr Raum eroberten, sich ausbreiteten und auch diejenigen, die aufgrund ihrer psychischen Befindlichkeit eher reduziert und träge waren, in Bewegung gerieten, ausprobierten und dies mit einer zunehmenden Selbstverständlichkeit, die beeindruckend war", stellte ich nach Abschluß des Projekts fest.[21]

Ein weiteres Beispiel: 1992 hatte ich die Möglichkeit, für eine Oper im Münchner Künstlerhaus mit Patienten und „Ehemaligen" ein Bühnenbild zu erarbeiten. Die kunsttherapeutische Arbeit bestand darin, aus insgesamt dreißig Malplatten von je einem Quadratmeter das Bild der ‚Frommen Helene' zusammenzusetzen. Die Zeichnung der Helene von Wilhelm

Busch wurde dazu in 288 Einzelteile zerlegt und diese dann vergrößert. Nach dem Zusammensetzen dieser Teilvergrößerungen und ihrer anschließenden Montage auf die Malplatten wurden die Bildelemente der Helene jeweils vom übrigen Teil der Darstellung abgetrennt, auf den Malplatten belassen und ihre Konturen auf die Platten übertragen. Die Malaufgabe bestand nun darin, alle Platten in freier Arbeit bildnerisch zu gestalten mit der Einschränkung, die Konturen der Helene auszusparen und weiß zu belassen.

Dabei sollten die weißen Bildteile in die eigene Arbeit integriert beziehungsweise die Formen der Aussparung als Anregung für die individuelle Gestaltung genutzt werden. Da die Malplatten einzeln und in beliebiger Reihenfolge ausgegeben wurden, konnten die Teilnehmer der Gruppe nicht mehr feststellen, welchen Teil des Gesamtbildes sie gerade bearbeiteten. Nach dem Gestaltungsprozeß wurden die Malplatten zu einem fünf mal sechs Meter großen Bühnenbild zusammengesetzt. Die komplexe bildnerische Gestaltung, frei und gleichzeitig themengebunden zu arbeiten, aber auch die Tragik des Stücks, das mit der Gruppe intensiv besprochen wurde, boten breiten Raum für die Therapie.

Das „Offene Atelier“

Im ambulanten Bereich hat es sich bewährt, das „Offene Atelier“ als feste Institution anzubieten. Hier kann jeder kommen, der Freude daran hat, sich mit gestalterischen Mitteln auseinanderzusetzen. Es findet zweimal wöchentlich statt, immer Dienstag und Donnerstag für zwei Stunden.[22] Die starke Bindung, die sich durch ein Projekt ergibt, das ein ganzes Wochenende oder länger dauert, wird vermieden. Am „Offenen Atelier“ nehmen Personen aller Altersgruppen teil, es gibt keine spezielle Zielgruppe. Jeder kann malen, was und wie er will, bekommt jedoch fachliche Anleitung. Jeder kann – muß aber nicht – die Inhalte der Bilder und aktuelle Probleme mit den Therapeuten eingehend besprechen. Das Wissen um die

Möglichkeit therapeutischer Betreuung hilft vielen Teilnehmern, loszulassen und sich im Rahmen ihrer Möglichkeiten ganz auf den Gestaltungsprozeß einzulassen. Da „Schwellenängste" kaum auftreten, ist das „Offene Atelier" eine gute Gelegenheit, kunsttherapeutisches Arbeiten kennenzulernen.

Möglichkeiten und Grenzen der Kunsttherapie

Die Kunsttherapie besitzt im Behandlungsangebot psychiatrischer und psychosomatischer Kliniken mittlerweile einen hohen Stellenwert. Auch in anderen Bereichen ist sie etabliert: in Einrichtungen für Schwerbehinderte und pflegebedürftige alte Menschen, im Strafvollzug, auf Krebsstationen, in Frauenkliniken, in der Arbeit mit AIDS- und Herzinfarkt-Patienten, in Drogenkliniken und an vielen anderen Orten. Es gibt kaum einen Bereich der Medizin, in dem Kunsttherapie nicht eingesetzt werden kann.

Jeder stationäre Aufenthalt hat Auswirkungen auf das Seelenleben der Patienten. Eine Versorgung, die vorrangig auf die „Apparatemedizin" baut und Krankenpflege auf die notwendigsten hygienischen Maßnahmen reduziert, vernachlässigt dies weitgehend. Doch die Pflege des ganzen Menschen mit seiner Seele ist gerade in Krisensituationen notwendig, um ihm Stabilität und Stärke zu vermitteln. Es ist wichtig, ihm Mut zu machen und ihn mit allen Mitteln dabei zu unterstützen, das eigene Gleichgewicht wiederzufinden und seine Würde zu bewahren.

Natürlich geht es nicht darum, technische Errungenschaften, die der medizinischen Versorgung dienen, durch Kunsttherapie zu ersetzen und medikamentöse Behandlung zu verbannen. Es geht vielmehr darum, den ganzheitlichen Aspekt der Versorgung kranker Menschen wieder in das Bewußtsein zurückzuholen und darauf aufmerksam zu machen, daß es neben den äußeren und sichtbaren Wunden immer auch unsichtbare Verletzungen gibt. Für eine weitgehend technisierte Medizin stellen handlungs- und erlebnisorientierte therapeutische Verfahren wie die Kunsttherapie ein Gegengewicht dar, und sie haben um so mehr Wirkung, je umfassender die Therapeuten ausgebildet sind. Daher ist es notwendig, sich als Therapeut um ein „tiefreichendes Verständnis aller gebräuchlichen Ansätze und insbesondere der Zusammenhänge zwischen Theorie und Praxis zu bemühen".[23]

Für denjenigen, der therapeutische Hilfe sucht, ist es von großer Bedeutung, sich bei der Wahl der Therapeuten Zeit zu lassen und genau zu überprüfen, welcher Therapeut der „richtige" ist. Ebenso muß der Therapeut seinerseits überprüfen, ob er mit dem Patienten erfolgreich zusammenarbeiten kann.

Kunsttherapie im stationären und ambulanten Bereich

In den Kliniken werden immer häufiger erlebnis- und handlungsorientierte Verfahren angewendet. Im ambulanten Bereich dagegen gibt es bislang kaum Angebote. Wenn es in einem Gesundheitsversorgungssystem aber darum gehen soll, durch therapeutische Arbeit mit dem Patienten Bedingungen herzustellen, die es ihm ermöglichen, ein normales Leben zu führen, dann ist es falsch, das Augenmerk lediglich auf den stationären Bereich zu richten.

In der Regel erfolgt die Entlassung aus der Klinik, wenn der Patient ausreichend stabilisiert ist. Der ärztliche Rat, sich zur Vermeidung eines Rückfalls einer ambulanten Nachbehandlung zu unterziehen, wird spätestens dann zur Farce, wenn der Patient sich auf den Weg macht und nach den therapeutischen Möglichkeiten sucht, mit deren Hilfe er seinen Entlassungszustand verbessern kann. Hier klafft eine große Lücke in unserem Gesundheitsversorgungssystem, und es zeigt sich, daß viele Patienten bei der Suche nach ambulanten Angeboten scheitern. Sie finden entweder keinen Therapeuten oder einen von den wenigen, die ambulant tätig sind und deshalb extrem lange Wartezeiten haben. Andere Hilfsangebote, wie beispielsweise psychosoziale Dienste und Beratungsstellen, werden häufig gar nicht aufgesucht, um der Einstufung als psychisch krank und den damit verbundenen Vorurteilen in unserer Gesellschaft zu entgehen.

Allzu oft geraten die Entlassenen in existenzbedrohende Resignation und Verzweiflung, das Gefühl der Verlassenheit und des Alleingelassenwerdens. Nicht selten führt der Weg über den Hausarzt, der mit Medikamenten Abhilfe zu schaffen sucht, wieder zurück in die Klinik. Der Kreislauf beginnt von vorne: optimale Versorgung im stationären Bereich, Entlassung, Suche adäquater Therapiemöglichkeiten im ambulanten Bereich, Resignation ...

Zunehmender Rückzug, Mißbrauch von Medikamenten und Alkohol, manchmal sogar Selbstmord sind die Folge von gescheiterten Versuchen, auch im ambulanten Bereich das zu finden, was während eines stationären Aufenthalts Halt gegeben hat. Es ist daher notwendig, auch im ambulanten Bereich das zur Verfügung zu stellen, was im klinischen Bereich mit Erfolg angewendet wird.

Die Kosten ambulanter Kunsttherapien werden seit der Gesundheitsreform von den Krankenkassen nicht mehr übernommen (siehe S. 173). Hier wird gespart, aber an der falschen Stelle, denn Kunsttherapie im ambulanten Bereich kann dazu beitragen, einen stationären Aufenthalt zu vermeiden und hilft damit, Kosten zu senken.

Immer wieder höre ich von ehemaligen Patienten, daß sie nach Beendigung einer Kunsttherapie weitermalen. Sie haben eine Möglichkeit gefunden, sich auszudrücken und schwierige Situationen mit Hilfe des Gestalterischen zu überwinden. Für sie ist das Malen zu einer Begleitung geworden, die sie den Alltag leichter bewältigen läßt. Malen und Gestalten ohne den Anspruch, schön zu malen oder ein Bild verkaufen zu wollen, hat auch entspannende, ausgleichende Aspekte und hilft so, dem Streß wenigstens für kurze Zeit zu entkommen und zu sich zu finden. Wer über die Kunsttherapie zu malen begonnen hat, sollte sich diesen Zugang zu sich möglichst lang erhalten.

Sich auf den Weg machen ...
Vom Bilder-Finden und Bilder-Gestalten

Von Karin Blum

Oft müssen wir erst in eine Lebenskrise geraten, muß uns eine Krankheit dazu verhelfen, Zeit zu haben, die nicht verplant ist. Aber dann fühlen wir uns schnell wertlos, empfinden Leere, und die Zeit des Müßiggangs erscheint uns unnütz. Denn wir denken leistungsorientiert. Müßiggang aber ist eine Voraussetzung, um kreativ werden zu können. Das nicht zielgerichtete Denken kann einsetzen, Phantasien können auftauchen, in diesem Bereich fühlen sich die Musen heimisch.

Wie kreativ sind wir gelegentlich doch alle, wenn unser Schlafbedürfnis uns zwingt, zur Ruhe zu kommen, und wir eintauchen in die Welt unserer Träume. Da können wir mit unseren schwerfälligen Leibern fliegen und sehen die Welt von oben wie ein Vogel. Wir lassen symbolhafte Gestalten und Situationen auftauchen, die das Drama oder die Komödie unserer derzeitigen Lebenssituation darstellen. Potentiell sind wir alle kreativ, wenn es uns gelingt, unser Tagesbewußtsein auszuschalten und unsere Aufmerksamkeit von außen, von unserem sozialen Umfeld abzuziehen.

Eine Krankheit kann uns die Chance geben, unserer Innenwelt mehr Raum zu lassen und sie unserem Bewußtsein zu öffnen. Bei psychischen Leiden, vor allem bei psychischen Erkrankungen, hat sich die Innenwelt so sehr in Bewegung gesetzt, daß sich die Kontrollventile von selber öffnen.

Kreativ sein heißt, eigenschöpferisch zu wirken, gerade nicht: „malen nach Zahlen"; dieses könnte allenfalls eine Einführung in eine Maltechnik sein. Es heißt also nicht nur „selber machen", sondern sich selbst mit seinen Ideen, Empfindungen, Gefühlen und Ahnungen einbringen.

Während ich diesen Satz schreibe, höre ich in meiner Erinnerung die Stimmen derjenigen, die sagen: „Ich habe keine Ideen“, oder: „Ideen hätte ich schon, aber ich kann sie nicht aufs Blatt bringen“. Andere sagen: „Wenn ich die Augen schließe, sehe ich wunderbare farbige Bilder, aber ich kann sie nicht umsetzen“, oder: „Malen habe ich noch nie gekonnt, da hatte ich schon in der Schule schlechte Noten“. Das sind keine Gründe, sich entmutigen zu lassen. Wer keine Ideen hat, kann sich anfangs anregen lassen: Bei der Umsetzung von Ideen, vor allem der inneren Bilder, geht es nicht um naturalistische Darstellungen.

Es wäre ein Mißverständnis, wollte man das bildnerische Wirken als Mittel benutzen, eine Illusion der äußeren Welt zu schaffen. Es geht vielmehr darum, sich einer künstlerischen Technik zu bedienen, vor allem einer ihr eingelagerten Qualität, über spielerisches Experimentieren mit Linien, Formen und Farben, die je nach Neigung und Möglichkeit auch abbildhaft sein können, sich unmittelbar, ohne Bewußtseinszensur, ausdrücken zu können. Die Aussage „Im Malen bin ich unbegabt“ mag Bedeutung haben, wenn es um die Frage der Berufswahl geht. Aber wir singen doch auch einfach, weil es uns wohl ist und wir gute Laune haben, und denken nicht daran, daß nun die Karriere eines Sängers anbricht! Man sollte viel mehr Mut haben zu dilettieren. Wir benutzen das Wort „Dilettant“ fast als Schimpfwort: einer, der so tut also ob. Aber es bezeichnet nur einen, der eine Tätigkeit ausübt, ohne Fachmann zu sein.

Spielerisches Gestalten

Fast alle Kinder malen und zeichnen gerne, solange sie nicht am perspektivischen Abbilden scheitern. Es ist jedoch nicht die Raumwahrnehmung, die ihnen fehlt. Kinder haben ein sehr sinnliches Verhältnis zum Raum. Sie schlagen Purzelbäume, um voll Lust festzustellen, wo oben und unten ist. Sie verstekken sich in den Raumecken mit der Gewißheit „Ich bin hier und du bist dort – jetzt such' mich mal!" Die Erfahrung des Raumes ist da, aber in der Schule wird nun gelehrt, wie man einen Würfel, einen Raumkörper zeichnet. Den bringen viele Kinder noch zustande, sie begreifen, daß ein Haus, ein Tisch und ein Zimmer auch Raumkörper sind, und versuchen nun, in die Bilder das zugewonnene Wissen einzubringen – und da versagen die meisten kläglich und hören auf zu malen. Vorher war es möglich, alles auf einem Blatt Papier darzustellen: Dem Viereck mit dem Dreieck darauf war ganz eindeutig anzusehen, daß ein Haus gemeint war, doch nun ist alles zu kompliziert geworden, und die Lust am Gestalten geht verloren.

Ich möchte jeden ermuntern, sich freizumachen von verkrampfter Naturnachahmung. Es geht darum, sich spielerisch einzulassen auf den Prozeß des Gestaltens. Viele von uns zeichnen beim Telefonieren gedankenlos Gebilde auf herumliegende Papierstücke. Etwas in uns, wohl so etwas wie ein Bewegungsdrang, läßt unsere Hand mit dem Stift über das Blatt fahren, ohne bewußte Absicht. Mit unserem Bewußtsein sind wir beim Gespräch, so kann es uns nicht beim Zeichnen hindern, wir sind frei für die Impulse, den Stift in Bewegung zu setzen. Mit ihm bilden wir Linien, Formen und Strukturen, mit dem Einsatz von Farben gewinnen wir eine zusätzliche Dimension des Ausdrucks. Diesen spielerischen Zustand des Gestaltens müssen wir wiedergewinnen (Abb. 1).

Wir leben in einer bunten Welt. Wir können beginnen, aus ihrer flimmernden Buntheit auszuwählen: „Das gefällt mir, das gefällt mir nicht oder paßt heute nicht zu meiner Stimmung." Wir können anfangen, eine subjektive Ordnung aufzustellen, einen ganz persönlichen Farbenkanon als Ausdruck unseres Selbst zu entwickeln.

Die Arbeit mit bildnerischen Medien hilft uns dabei, uns auszudrücken. Viele benötigen aber Anleitung und Anregung, vor allem psychisch gefährdete und kranke Menschen. Die Kunsttherapie kann jemanden in schwerer Zeit begleiten und ihm Unterstützung anbieten auf der Suche nach seinen Fähigkeiten. Dazu einige Beispiele.

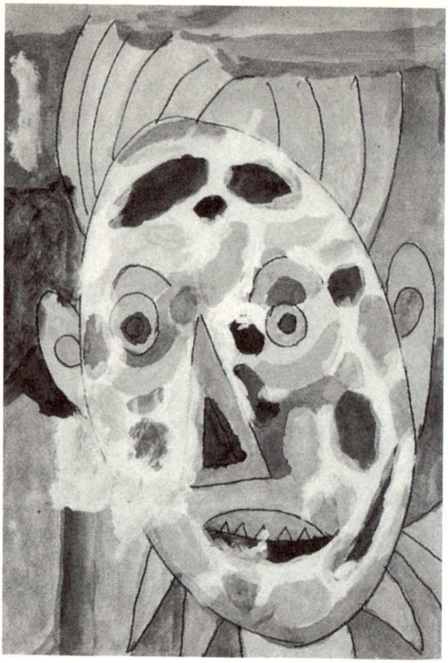

Abb. 1: Clown

Maltherapie in der Klinik

Über mehrere Monate kam eine junge Frau in den Malsaal. Sie war Akademikerin und arbeitete in einem naturwissenschaftlichen Beruf, hatte eine Magersucht überwunden und war nun wegen zwangsneurotischer Störungen in der Klinik. Sie machte einen traurigen und sehr empfindsamen Eindruck. Sie wollte mit Bleistift und Buntstiften auf DIN-A4-Papier zeichnen. Vom ersten Tag an bis zum Schluß ordnete sie auf dem Blatt einfache organische und geometrische Formen an, immer von links nach rechts, in der oberen linken Ecke beginnend. Als sie Farben nahm, waren es ausschließlich Olivgrün, Braun und Grau. Wenn das Blatt fertig war, sahen wir es zusammen an, und sie sprach immer davon, wie schön es für sie sei, auf diese Weise zu zeichnen. Mein Gefühl sagte mir, daß ich sie einfach so zeichnen lassen und nicht dazu auffordern sollte, doch einmal kräftig in den Farbtopf zu greifen. Ich sah, daß sie diese matten Farben und die strenge Strukturierung brauchte, von mir benötigte sie nur die Begleitung. Nachdem sie entlassen war, schrieb sie mir einige Monate später, sie hätte im Malsaal die Lust am Zeichnen entdeckt und besuche nun Kurse, um sich darin weiterzubilden. Manchmal spüren wir also selbst ganz genau, was wir brauchen, und dann ist es für den „Verbündeten“ angebracht, sich zurückzuhalten.

Eine andere Person, ein junger Mann, machte in den Jahren, in denen er bei mir malte und zeichnete, verschiedene Phasen durch. Man hatte eine Minderbegabung im logisch-mathematischen Denken festgestellt. Er ist in Heimen aufgewachsen, danach war sein soziales Umfeld jahrzehntelang die psychiatrische Klinik. Heute lebt er selbständig in einem Appartement und wird ambulant medizinisch betreut.

Anfangs brachte er mir Blätter, die mit Buntstift zart getönt waren – nur die Ränder waren kräftiger gefärbt. Auf diese Blätter schrieb er zum Teil selbstverfaßte Gedichte und trug sie dann laut vor. Da die anderen Gruppenmitglieder nach einiger Zeit ablehnende Gefühle gegen seine Lesungen entwickelten, machte ich ihm den Vorschlag, die Wortsprache nur als eine Möglichkeit der Mitteilung zu betrachten und zu versuchen, mit Formen und Farben etwas zu „sagen“, sie nicht nur als Dekoration für seine Texte zu verwenden. Er könne nur „so Männla“ zeichnen, sagte er. Wie solle er da seine Gefühle und Gedanken ausdrücken? Mit dem Lineal könne er aber gut zeichnen. Ich bestärkte ihn darin, das Lineal zur Hilfe zu nehmen, und dies gab ihm Sicherheit. Gesichter in maskenhaft erhabenem Ausdruck entstanden, auch mandalaartige Konstruktionen. Er wählte klare Farben in Verbindung mit Gold und Silber. Nach zwei bis drei Jahren wollte er naturhafte Formen in seine Bildwelt einfügen. Er malte nun Bilder mit konstruierten Elementen auf landschaftlichen Hintergründen. Durch die charakteristische Farbigkeit der Vegetation und die Brauntöne von Steppen- und Wüstenregionen, die er mit Vorliebe darstellte, wurde die Farbigkeit nun erdhafter. Schließlich verschwanden alle konstruierten Formen, und es war deutlich zu sehen, daß er nun erweiterten Gefühlen Ausdruck gab. Die Himmel waren dramatisch gefärbt. Die Thematik bildeten schmerzhafte Ereignisse und Umstände seines Lebens, die er in Geschichten verpackte, etwa „Einsamer Mann in der Prärie". Er hatte jetzt keine so große Angst mehr, daß der Reiter auf seinem Pferd lächerlich wirken könnte. Im Malsaal war er weitestgehend geschützt, aber seine Mitmenschen draußen fühlten sich schnell dafür zuständig, ihm seine vermeintliche Unfähigkeit im bildnerischen Ausdruck zu attestieren.

So geht es vielen, die zu malen und zu zeichnen beginnen. Viele Bildbetrachter, die sich zwar selbst nicht in dieser Weise betätigen und keine Erfahrung besitzen, meinen schnell, Experten zu sein: „Was – das soll meine Nase sein?" oder „So eine Kleckserei bringt meine dreijährige Tochter auch zustande." Ein dickes Fell ist manchmal schon nötig, um in der Außenwelt zu bestehen. Am schlimmsten ist, wenn man sich selbst durch die eigene Zensur blockiert. Heraushelfen kann uns die eigene Erfahrung der Freude am Tun oder die befreiende Wahrnehmung, daß wir herausgetreten sind aus dem alltäglichen Gefüge und Zeit verbracht haben, die angefüllt war mit uns selbst, in der wir uns öffnen konnten, keine Angst haben mußten vor der Leere oder Abstand nehmen konnten vom Kreisen unserer Gedanken. Der junge Mann, von dem ich berichtete, hatte kein gütiges Schicksal und auch keinen leichten Weg, um zur Selbständigkeit zu gelangen. Aber er hat durch das Malen etwas aufgezeigt von seinem inneren Reichtum, von seinen Fähigkeiten, von sich selbst. Dies hat ihn liebenswert gemacht.

Die läuternde Funktion des Malens

Die Arbeit mit kreativen Medien ermöglicht es uns, wiedereinzukehren in uns selbst. Sie kann auch eine läuternde Funktion haben.

Eine Frau hat mir einmal erzählt, daß sie in einer äußerst schweren Krisensituation – ihre Tochter hatte Selbstmord verübt – in ein Seminar geriet, in dem therapeutischer Tanz angeboten wurde. Sie hätte dort einen Weg gefunden, ihren Schmerz zu tanzen. Sie hätte ein Ritual gefunden, in dem sie Abschied nehmen konnte, um daraufhin wieder in die Welt zu treten. Im ersten Augenblick fand ich den Gedanken „Trauer zu tanzen" ungewöhnlich. Tanzen war für mich verbunden mit Lust und Lebensfreude. Doch auch die bildnerischen Medien sind nicht nur Mittel, um schöne Bilder oder dekorative Stücke zu schaffen, sondern sie können uns den Raum geben, uns in unserer Gesamtheit mitzuteilen. Der Inhalt, das Thema des Bildes, wird auch durch das „*Wie* ich es mache", zum Träger therapeutischer Wirkung.

Ein Mann, der sich nach einer Manie in einer depressiven Phase befand, wurde in den Malsaal begleitet, um den Versuch zu unternehmen, seine Lebensfreude anzuregen. Ich kannte ihn als dynamischen, meist lachenden Menschen. In seinen Bildern, die er früher ab und zu bei mir geschaffen hatte, hatte er sich mit flottem Strich und witzigen Ideen gezeigt. Nun saß er ernst und mit hängenden Augenlidern an seinem Tisch, wollte Bleistift und Papier und sonst nur noch seine Ruhe.

Er begann, ein DIN-A3-Blatt als Querformat mit nach unten hängenden Bögen zu versehen und sie, mit Eins beginnend, fortlaufend zu numerieren. Viele Wochen kam er jeweils für eine Stunde, um weiterzuzeichnen, manchmal schaffte er nur knapp eine Reihe. Zeile an Zeile setzte er Zahl an Zahl. Das seien Kriegsgräber, erklärte er. „Friedhof" schrieb er dann darunter. Es ist ein trauriges Bild. Tausend Kilometer von uns entfernt ist seit Jahren Krieg. In der Jahresausstellung 1994 unserer Klinik erhielt dieses Bild einen Preis. Der Autor war nie durch besondere Ambitionen im bildnerischen Tun aufgefallen. Aber er hat einen Ausdruck gefunden für seinen psychischen Zustand: dieses Nichtendenwollen, diese Maßlosigkeit, Grab für Grab, Tag für Tag, bis das Blatt voll war. Viele Menschen waren betroffen, als sie das Bild sahen. Diese trostlose Durchnumerierung hat manchen innehalten lassen.

Wenn wir aus unserem tiefsten Gefühl heraus etwas äußern, wenn es authentisch ist mit uns, dann gelingt uns manchmal eine Aussage, die verbindlich ist, nicht nur subjektiv, sondern auch für andere Menschen gültig.

Ganz in der Gegenwart aufgehen

Viele Patienten, die bei mir malen, versuchen, komplizierte Zusammenhänge bildnerisch umzusetzen. Aber die Bilder bleiben kompliziert, und es ergeben sich keine Lösungwege. Wir stehen dann vor einem Bilderrätsel. Am besten ist es: sich wenig vornehmen – auch Vorbewußtes zulassen – ganz in die Gegenwart gehen.

Ein chronisch kranker Mann, mit dem ich schon seit Jahren arbeite, kann durch Zeichnen und Malen viel von seiner nervösen Erregung abreagieren. Er nimmt gerne Farbkreiden, wählt dabei leuchtend bunte aus, häufig in Komplementärkontrasten. Die natürliche Farberscheinung der Dinge ist nicht verpflichtend für ihn. Anfangs setzte er manchmal nur eine Farbe, Zinnoberrot als Hautfarbe beispielsweise. In letzter Zeit begann er, auch die Hintergründe, das Umfeld der Hauptformen, in die Gestaltung miteinzubeziehen, möglicherweise ein Ausdruck seines erweiterten Aktionsradius. Denn er ist inzwischen fähig, alleine ins Café zu gehen oder eine Therapie zu besuchen. Da er ein Mensch ist, der seit sehr langer Zeit malt, ist das Bildermachen ein Teil seines Lebens geworden. Manchmal geben seine Bilder Hinweise auf seine Krankheit, aber diese ist nicht die Motivation des Bildermachens. Ich denke, es ist die Freude am Tun, die ihn antreibt.

Diese Freude am Tun kann für jeden zur Quelle für kreatives Gestalten werden. Für jeden kann es heilsam sein, Wasser und Farbe zu verrühren oder mit dem Stift auf dem Blatt herumzusausen. Manchmal möchten wir alles mit Farbe bedecken und dann wieder etwas herauskratzen. Das macht Spaß, vielleicht weil man Aggression lustvoll erleben kann. Sie muß nicht gleich Angst machen. Die Kratzspuren, die bleiben, können uns anregen, am Bild weiterzuarbeiten. Wir haben ein Ritual ausgeführt. Eingebunden in die Bedingungen der Mal- und Zeichenmaterialien, in die Begrenzung der Bildfläche (und eventuell die therapeutische Begleitung) können wir symbolhafte Handlungen vollziehen.

Anders als in den Therapien, die aus den darstellenden Künsten, dem Tanz, dem Theater und der Musik hergeleitet sind, haben wir in der Kunsttherapie am Ende ein Produkt vor Augen. Wir haben etwas geschaffen. Die Bilder können Anknüpfungspunkte sein für darauffolgende Überlegungen. Sie können Erinnerungsstücke werden für Zustände. Sie sagen uns immer: „Das bin ich." Im Spiel mit Farben und Formen können wir lernen, uns als diejenigen zu begreifen, die die Bedingungen schaffen. Wir können die Erfahrung machen, daß auch ein scheinbares Unglück, etwa ein Mißgriff bei der Farbwahl, integriert werden kann durch nachfolgende Entscheidungen. Wenn wir unsere Kreativität wieder zum Klingen bringen, werden wir eine schöpferische Lebenseinstellung gewinnen, die die Voraussetzung ist, um Lebensfreude zu entfalten.

Lösungsorientiertes Malen
Ein Kurzzeit-Therapiemodell

Von Bettina Egger

„Ich wollte, ich hätte nicht immer ein solches Durcheinander!“ „Ich bin unglücklich darüber, daß ich meine Gefühle immer zurückhalte.“ „Ich möchte, daß mich meine Familie endlich einmal sieht!“ Solche Wünsche und Klagen begleiten viele von uns, und nur zu oft denken wir, daß eine lange psychotherapeutische Behandlung nötig sei, um uns zu verändern.

Silvia beispielsweise liebt ihren neuen Beruf und hat sich darin bewährt, nötig wäre es aber, daß sie nach außen selbstbewußt auftritt. Silvia hat sich vorher ganz ihrer Familie gewidmet und signalisiert nun viel Unsicherheit, daß sie nicht so ernst genommen wird, wie sie es gerne hätte. Während sie durchaus von ihrem Beruf erzählen kann, wenn sie auf ihre Tätigkeit angesprochen wird, ist es ihr nicht möglich, auf andere Personen zuzugehen, insbesondere nicht auf öffentliche Stellen, die für ihre berufliche Zukunft wichtig wären.

Nur zu oft definieren wir eine solche Situation als „Problem“ und tragen schwer daran, erklären uns aber, warum wir nicht anders sein können, und hindern uns so selbst daran, neue Wege zu gehen. Dann wird alles dornig und ernst. Meine Erfahrung hat gezeigt, daß ein „Circulus benignus“ entsteht, wenn Bequemlichkeit, Vorurteile, Angst und Resignation einmal unterbrochen werden. Mit Humor und Leichtigkeit können dann auch schwierige Blockaden oft schnell überwunden werden. Im hier am Beispiel von Silvia vorgestellten „Lösungsorientierten Malen nach Bettina Egger“ wirkt eine solche Arbeit manchmal wie Zauberei.

Silvia nannte als ihr „Problem“: „Ich möchte nicht immer aus Unsicherheit abstürzen und nicht mehr ausweichen.“ Nun liegt aber schon in der Formulierung des „Problems" eine Falle. Unser Hirn kann sich nämlich eine grammatikalisch negativ formulierte Forderung nicht vorstellen. Wir können uns nicht vorstellen: „Ich sitze nicht unter einem Apfelbaum." Dazu müßten wir uns im Bruchteil einer Sekunde unter dem Baum sitzend sehen und uns dann schnell aus diesem inneren Bild entfernen. Als erster Schritt ist es deshalb nötig, das negative Problem zum positiven Wunsch umzuformulieren.

Unter Umständen braucht es lange, bis sich der Malende traut, den Wunsch so klar auszusprechen, daß er wirksam werden kann. Wir sind gewöhnt zu sagen, was wir nicht wollen, und wenig geübt zu äußern, was wir erstreben. Darum muß der Therapeut so lange mit der Formulierung helfen, bis der Wunsch klar ist.

Silvia formuliert nun statt der Klage: „Ich möchte nicht immer aus Unsicherheit abstürzen und ausweichen" den folgenden Wunsch: „Ich möchte die Initiative ergreifen können, um meine Arbeit bei wichtigen Personen und an öffentlichen Stellen mit guten Gefühlen vorstellen und vertreten zu können."

Das „Lösungsorientierte Malen" wird vor allem dort eingesetzt, wo klare Therapieaufträge vorliegen. Mit einem Minimum an Gespräch und einem Maximum an effektivem Malen erlaubt diese Methode den Malenden, bestimmte Situationen auf metaphorischer Ebene in den Griff zu bekommen. Malenderweise werden unnütze Vorstellungen durch Bilder, die wünschenswerte Gefühle auslösen, ersetzt.

Untersuchungen haben gezeigt, daß nur zehn Prozent dessen, was im Hirn abläuft, verbale Prozesse sind, der Rest sind vor allem Bilder. Wenn wir diese Bilder verändern, verändern sich die Prozesse in unserem Hirn. Immer noch schleppen wir Bilder mit uns herum, die uns belasten, die uns als unterlegen, gedemütigt oder schwach zeigen. Völlig unnötig schämen wir uns für unser So-Sein. Oft sind es Bilder, die noch aus der Kindheit stammen. Anstatt diese Bilder durch eine vergangenheitsbezogene Psychotherapie erneut zu beleben, ersetzen wir sie im „Lösungsorientierten Malen" durch Bilder, die unserem aktuellen Zustand entsprechen. Dies ist möglich, weil das Hirn nicht zwischen einem äußerlich erlebten Ereignis und einer guten Imitation unterscheiden kann. Für das Hirn ist beides Wirklichkeit, sowohl das Erlebnis wie das Bild![1] Um das Hirn aber auch wirklich vom neuen Selbst-Bild überzeugen zu können, muß das neue Bild durch eine Tat, durch ein effektiv gemaltes Bild entstehen, nicht bloß durch „Einbildung".

Silvia nahm an einer therapeutischen Kleingruppe „Lösungsorientiertes Malen" teil, die sich dreimal in vierzehntägigen Abständen für drei Stunden im Malatelier traf. In der ersten Sitzung klärten alle Teilnehmerinnen ihr Anliegen, formulierten dieses zu einem positiven Wunsch um und bekamen dann von mir eine bestimmte Aufgabe zum Malen. In der zweiten Sitzung erzählten sie Vorkommnisse, die sich auf die bearbeitete Situation bezogen, und ihre Träume. Daraus entwickelte ich eine weitere Aufgabe zum Malen. Die dritte Sitzung verlief genauso: Erzählen, Träume, Aufgabe, Malen. Dann zogen wir gemeinsam in einem abschließenden Gespräch Bilanz. Während der ganzen Zeit wurde ein Prozeß-Tagebuch geführt.

Informationen über bildnerische Metaphern

Nachdem ich mit Silvia das Anliegen geklärt habe, bitte ich sie, sich eine Situation vorzustellen, in der sie sich so verhält, wie sie sich es wünscht. Es braucht etwas Zeit, bis sie die Details sieht, die Reaktionen des Gegenüber. Dann bitte ich sie, sich auf das Gefühl zu konzentrieren, das entsteht, wenn ihr das gewünschte Verhalten gelingt, und stelle ihr die Aufgabe: „Wenn dieses Gefühl eine Landschaft wäre, wie würde diese Landschaft aussehen? Male sie, ohne sie Dir vorher vorzustellen."

Wenn wir eine bildnerische Analogie erarbeiten wollen, ist es entscheidend, daß ein metaphorisches Bild und nicht eine symbolische Illustration gemalt wird. Der Unterschied zwischen Bild und Illustration läßt sich leicht während des Malens beobachten: Wenn Menschen Bilder malen, sind sie mit dem Bild beschäftigt, sie kümmern sich um die Geschichte, die im Bild abläuft, um das Auftragen der Farbe, um die Stimmigkeit innerhalb des Bildes. Wenn Menschen Illustrationen machen, sind sie vor allem mit sich selbst beschäftigt, mit dem Sichtbarmachen ihrer Gedanken, mit der Übereinstimmung des Gemalten mit ihren Auffassungen, mit der Bedeutung der Farben und der Symbole. Beide Tätigkeiten werden mit „malen" bezeichnet, doch haben sie in meinen Augen nichts gemeinsam, wenngleich sie sich manchmal überschneiden.

Schnell entsteht bei Silvia eine Landschaft mit einem großen Baum in der Mitte. Beim Malen verstrickt sich Silvia sofort in Vorurteile: „Ich sollte das Gefühl genießen. Es sollte stark sein." Sie fühlt sich aber vorerst zittrig und ängstlich, merkt jedoch, daß diese Gefühle nur auftauchen, wenn sie ins Detail geht. So verliert sie den optimistischen Ausgangspunkt dieser Aufgabe. Sobald sie aufhört, sich um Kleinigkeiten zu kümmern, und sich statt dessen auf große Bewegungen einläßt, spürt Silvia ihre Kraft. Beim Malen ist sie zwischen nützlichen und unnützen Gefühlen hin und her gerissen: Wenn sie konventionell wird, also Vorurteilen Platz macht, getraut sie sich nicht, zu ihren eigenen Ideen zu stehen. Wenn sie sich ganz auf das Malen konzentriert, zum Beispiel auf das Malen der Äste des Baumes, wird sie berührt: Sanftheit und Sorgfalt prägen den Prozeß, und nun sind auch Details möglich, ohne daß sie das gute Gefühl verliert.

Ganz leicht kann Silvia nun die Analogie nutzen, um zu verstehen, wie sie ihre Initiative auch im Umgang mit wichtigen Persönlichkeiten verliert: Sie konzentriert sich nämlich auf Detailfragen, wird konventionell und verliert dadurch ihren Schwung und ihr Berührtsein. Durch bildnerische Metaphern sind wir zu Informationen gelangt, zu denen wir in dieser Eindrücklichkeit auf keine andere Weise Zugang gefunden hätten.

Dann gebe ich Silvia noch einmal dieselbe Aufgabe, dieses Mal soll es jedoch ein Tier statt einer Landschaft sein. Silvia wählt ein Pferd. „Das Pferd kann mit Kraft und Geschwindigkeit davongaloppieren, es kann die Zähne zeigen und etwas hinter sich lassen." Silvia versucht, Geschwindigkeit, Temperament und Behutsamkeit, Berührtsein zusammenzubringen.

Zum Glück geht das beim metaphorischen Malen nicht so

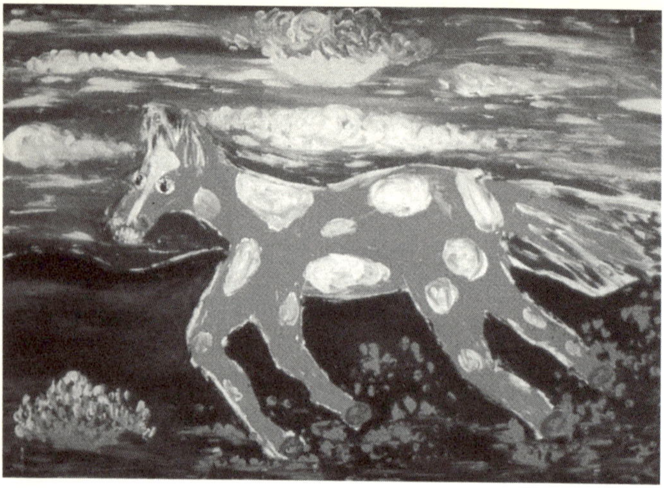

Abb. 1: Fohlen auf der Wiese

einfach. Silvia kann zwar versuchen, das Bild zu manipulieren, wie wir aber gleich sehen werden, läßt sich das gemalte Bild nicht in die Vorstellungen der Malenden zwängen: Bei Silvia entsteht nicht ein Pferd, das sowohl schnell als auch behutsam ist, sondern ein Fohlen (Abb. 1). Anstatt voller Kraft durch die Gegend zu preschen, springt das Fohlen verantwortungs- und orientierungslos auf der Wiese herum. Dennoch fragt sich Silvia, ob Geschwindigkeit wohl ein Ausweg ist, um der Berührung zu entkommen.

Wirksamkeit des gemalten Bildes

Das Fohlen entsprach nicht der Aufgabe, ein Tier für ihr überzeugtes Auftreten zu finden, wie ihr das bei der Umsetzung in Landschaft gelungen war. Offensichtlich hatte sich in dieses Bild eher der Ist-Zustand eingeschlichen. Während aber Silvia ihr Verhalten als typische Unsicherheit interpretiert, wird es vom Bild als jugendlicher Übermut definiert. Der Unterschied

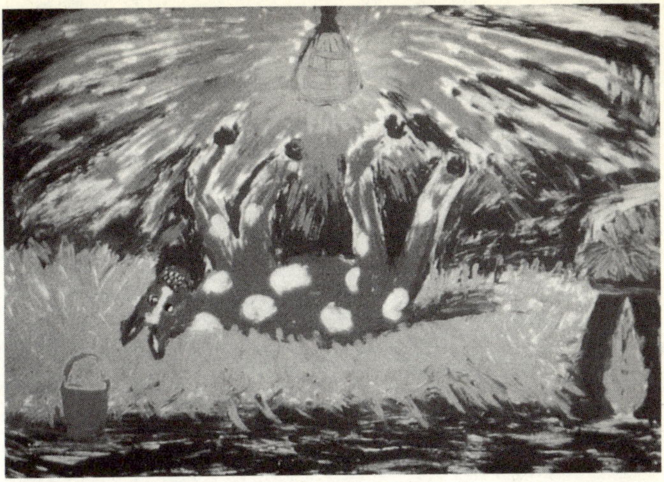

Abb. 2: Fohlen im Stall

ist bedeutungsvoll, denn während sich Unsicherheit nur schwer überwinden läßt, wächst sich jugendlicher Übermut von selber aus.

Nun müssen wir auf die Wahrheit und Wirksamkeit des gemalten Bildes vertrauen. Um zu sehen, wie sich der Prozeß weiter entfaltet, bitte ich Silvia zu malen, was das Fohlen zwei Stunden später macht: Das Fohlen ist am Ende der ersten Sitzung auf der Wiese und wälzt sich genüßlich auf dem Rücken. Das Bild ist jedoch noch nicht fertig. Vierzehn Tage später malt Silvia weiter an diesem Bild, und wir finden das Fohlen, immer noch auf dem Rücken, nun aber im Stall (Abb. 2).

Offensichtlich läßt sich der Prozeß nicht beschleunigen. Mir kommt die Idee, der Natur ihren Lauf und das Fohlen älter werden zu lassen: Im nächsten Bild springt das Fohlen wieder auf der Wiese herum. Langsam verliert es seine Flecken und entpuppt sich als Springpferd. Noch muß es üben, und ein Zaun setzt Grenzen. Silvia hat mit der Freiheit innerhalb eines Zauns ein gutes Gefühl.

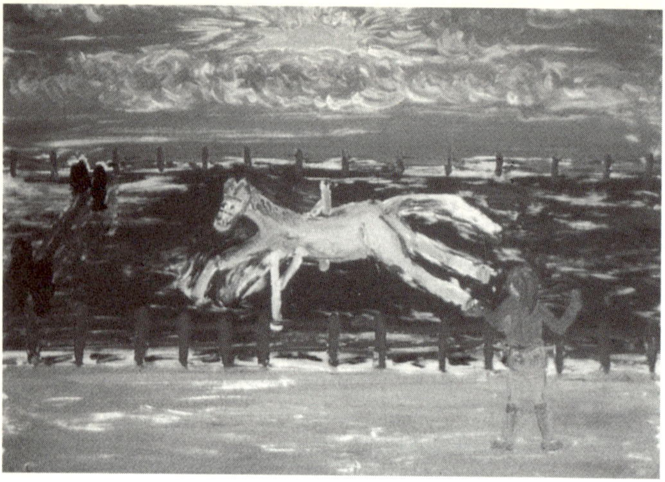

Abb. 3: Pferd beim Training

Nun ist alles offen. Ich habe keine Ahnung, ob wir in diesen drei Sitzungen zum gewünschten Resultat kommen werden, denn natürliches Wachsen braucht Zeit. Dennoch bleibe ich nun bei der Aufgabe und der eingeschlagenen Richtung: „Male das Fohlen noch etwas älter." Im nächsten Bild ist das Fohlen weiter gewachsen (Abb. 3). Es hat sich zum Pferd verwandelt: Wir sehen eine gestrecktere Gestalt, die Flecken sind nun ganz verschwunden. Es trainiert, springt über Hindernisse, alles freiwillig und aus Spaß. Silvia schreibt in ihr Tagebuch: „Ich kann mir Zeit lassen, wachsen, langsam, langsam Erfahrung sammeln. Ich erlebe es als erholsam, Veränderung behutsam geschehen zu lassen, mich nicht selber zu drängen!" Natürliches Wachsen ist nicht anstrengend.

Wie in der Erfahrung des ersten Bildes, kommt in zwei Träumen zum Ausdruck, daß sich Silvia selbst viel zu wenig zutraut und ihre eigene Verantwortung zu schnell aufgibt. Sie bekommt Hinweise, auf welche Art und Weise (und nicht warum) sie es fertig bringt, trotz all ihrer Fähigkeiten, nicht den gewünschten Eindruck zu machen und Erfolg zu haben.

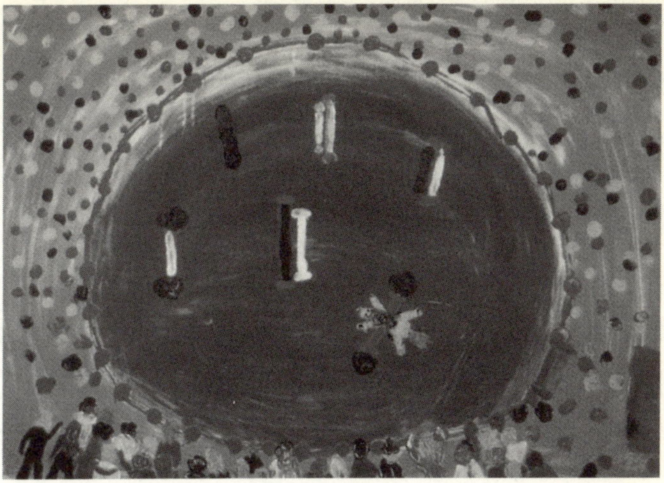

Abb. 4: In der Arena

Dann geht es weiter mit Malen: Das Pferd wird noch etwas älter. Silvia weiß sofort, daß es in diesem Bild (Abb. 4) darum geht, vor Publikum zu springen. Zuerst verfällt sie jedoch wieder in ihre alte Abwehr, sie bekommt Angst und Widerwillen. Dann aber findet sie eine Lösung, die ihr Spaß macht. Sie malt das Geschehen aus der Vogelperspektive, und es ist viel leichter, als sie gedacht hatte. Beim Malen spürt sie keine Scheu vor dem Publikum, ihre ganze Konzentration und Spannung ist auf das Springen gerichtet. Silvia ist völlig vom Malen absorbiert, mit Vergnügen und Leichtigkeit tupft sie die Farben auf, probiert Verschiedenes aus, übermalt einiges. Solange sie in der Tätigkeit aufgeht, ist sie keine Beobachterin, die sich gleichzeitig kritisieren könnte. Beim Malen der Reiterin wird Silvia noch einmal unschlüssig, welche Farbe die Jacke haben sollte. Darf sie so auffällig rot sein, wie Silvias Gefühl verlangt, oder sollte sie vernünftig, also schwarz sein? Silvia wählt die Farbe ihrer Intuition und merkt, daß das Rot stimmt. Noch einmal hat sie erfahren, daß es wichtig ist, beim Risiko des eigenen Ausdrucks zu bleiben.

Zum Abschluß malt Silvia noch einmal eine Landschaft, die nun wieder eine Analogie zum Wunschgefühl ist. Die Landschaft hat sich leicht verändert. Jetzt sieht man den Baum in der Morgendämmerung, im Glanz der Sterne. Vor dem Baum ist ein ruhig fließender Fluß entstanden, in dem sich die Sterne spiegeln. Silvia spürt Gefühle von Ruhe, Gelassenheit und Stimmigkeit.

„Lösungsorientiertes Malen" ist also dann angezeigt, wenn klare Anliegen vorhanden sind. Verdeckte Widerstände, abgelehnte Verantwortung, übermäßiges Entsetzen und andere Aspekte, die den Fluß hemmen, werden dabei offensichtlich. Wenn wir uns der Wandlung widersetzen, können wir krank werden. Metaphorische Bilder öffnen unsere Augen für solche Blockierungen und somit auch für Lösungen der Situation.

„Wenn die Bilder laufen lernen ..."
Beispiel einer kunsttherapeutischen Gruppenarbeit

Von Christoph Thomas

Kunsttherapeutische Arbeit findet nicht nur mit Einzelpatienten statt, sondern wird auch in Gruppen durchgeführt. Während sich in einer Einzelsituation die gemeinsame Arbeit ausschließlich auf die Gestaltungen und Themen des einen Patienten konzentriert, spielen in einer Gruppe die bildnerischen und verbalen Äußerungen aller Gruppenmitglieder eine wesentliche Rolle. Die dabei gemachten Erfahrungen, daß zum Beispiel auch andere die gleichen oder ähnliche Schwierigkeiten und Probleme haben, können zu einer Entlastung führen und Mut machen, mehr aus sich herauszugehen und von sich zu zeigen. Hinzu kommt, daß von anderen Gruppenmitgliedern oft Konfliktlösungen angeboten werden.

Menschen, die eher schüchtern und zurückhaltend sind, haben mit Hilfe der Gruppe die Möglichkeit, Strategien zu entwickeln, um sich zu behaupten. Diejenigen, die eher dominant sind, können lernen, auf andere Rücksicht zu nehmen. Jede Gruppe entwickelt immer eine ihr eigene Dynamik, die von der Persönlichkeit der einzelnen Mitglieder geprägt ist. Dabei treten typische Verhaltensweisen in den Vordergrund, die dann in der Gruppe gemeinsam bildnerisch beziehungsweise verbal bearbeitet werden können.

Beim gemeinsamen Gestalten einer Gruppenarbeit besteht die Möglichkeit, das Sozialverhalten zum Gegenstand der Therapiesitzungen zu machen: wer bestimmt, wer entscheidet, wieviel Raum nimmt jeder für sich in Anspruch und so fort. Natürlich darf man auch nicht vergessen, daß ein gemeinsames Arbeiten und Gestalten in der Gruppe oft sehr lebendig und abwechslungsreich sein kann und den Gruppenmitgliedern natürlich auch Spaß machen soll.

Ob und für wen eine Gruppentherapie in Frage kommt, wird meist in einem Vorgespräch mit dem Therapeuten geklärt.

1993 ergab sich die Möglichkeit, als kunsttherapeutisches Projekt eine neuntägige Gruppenarbeit durchzuführen, deren Ergebnis anschließend in einem Film zusammengefaßt werden sollte. Die Teilnehmer, 16 Personen im Alter zwischen 16 und 23 Jahren, gehörten verschiedenen Personenkreisen an: stationäre Patienten der Klinik Rottmannshöhe, ehemalige Patienten dieser Klinik und drogengefährdete Jugendliche beziehungsweise junge Erwachsene, die Klienten von ‚Streetwork der Stadt München' waren. Diesen Versuch, Jugendliche in verschiedenen sozialen und psychischen Situationen zu einem gemeinsamen Werk zusammenzuführen, unternahm ich mit dem Ziel, ihnen wechselseitigen Austausch und gegenseitige Anerkennung zu erleichtern. Erarbeitet werden sollte auch eine für alle Beteiligten gültige Lebensperspektive.

Die Arbeit fand an drei Wochenenden im Abstand von vier Wochen statt, jeweils von Freitag bis Sonntag. Der lange Abstand zwischen den Projekttagen sollte Zeit für eine Auseinandersetzung mit den Themen der Gruppenarbeit geben. Die Gedanken und Einfälle wurden dann jeweils am nächsten Wochenende besprochen und in das neue Thema integriert.

Um das Prozeßhafte der Arbeit deutlich zu machen, teilte ich – entsprechend dem Titel des Gesamtprojektes „Wenn die Bilder laufen lernen ..." – den zu gehenden Weg in vier Schritte.

Erster Schritt: Bilanz des Lebens

Am ersten Wochenende sollten sich die Teilnehmer mit ihrem bisherigen Leben auseinandersetzen und das malen und gestalten, was ihnen dazu einfiel. Nach einer Einstimmung auf das Thema in Form einer imaginären Reise durch die verschiedenen Stufen der Lebensalter sollten sie Bilder malen, die im Zusammenhang mit ihren Gefühlen, dem tatsächlich Erlebten und den Erinnerungen daran standen, vielleicht aber auch mit den vorgestellten seelischen Bildern, die ihnen auf dieser Reise erst in den Sinn kamen.

Da das Projekt von der Bavaria Film GmbH, der Hypo-Kulturstiftung und der Gesellschaft zur Förderung der Kunst- und Kulturtherapie e.V. (GFKKT) finanziert wurde, konnte ich großzügig Material zur Verfügung stellen: Malplatten, Keilrahmen und Leinwand, Papier in unterschiedlichen Formaten und Qualitäten – und natürlich ein breites Angebot an Farben, Stiften und Kreiden zum Malen und Zeichnen. Ob gegenständlich, abstrakt oder gegenstandslos gearbeitet wurde, unterlag keinerlei Vorgabe.

Schon aufgrund des Themas blieb am ersten Wochenende jeder mehr für sich, wurden Gespräche fast nur bei den gemeinsamen Mahlzeiten gesucht. Am Ende dieses ersten Schrittes und nach der Vorstellung der wichtigsten Arbeiten eines jeden hatte sich die Gruppe dennoch einigermaßen zusammengefunden, und ich war überrascht darüber, daß nach anfänglichem Zögern jeder der Teilnehmer dann doch offen und vorbehaltlos seine Bilder zeigte.

Zweiter Schritt: Perspektiven, Vorstellungen, Zweifel

Vier Wochen später trafen wir uns zum zweiten Schritt wieder, diesmal mit dem Thema: Meine Wünsche, meine Ängste, meine Unsicherheiten und Träume. Die Aufgabe bestand darin, Bilder aus der aktuellen Lebenssituation zu entwickeln und umzusetzen. Aus dem ersten Schritt, der einer Bilanz des bisherigen Lebens glich, sollte nun die bildnerische Umsetzung von Perspektiven mit den dazugehörenden Zweifeln folgen. Der thematische Freiraum war mit Absicht weit gefaßt, damit auch Phantasien und weniger realistische Vorstellungen Platz finden konnten.

Es war interessant zu beobachten, wie sich die Jugendlichen aufeinander einließen, nun auch während des Malens Gespräche führten und immer wieder den Bezug zu den Bildern des ersten Schrittes herstellten oder an diesen weiterarbeiteten. Am letzten Tag des zweiten Wochenendes wurden wieder die wichtigsten Bilder jedes Teilnehmers vorgestellt und besprochen. Hier konnten alle die Erfahrung machen, wie ähnlich die Erlebnisse und Gefühle oft waren, trotz der unterschiedlichen Lebensgeschichten der einzelnen. Auch für die Probleme, Schwierigkeiten und Ängste der anderen konnte Verständnis geweckt werden. Und natürlich gab es viel zu lachen, denn es gab auch lustige Bilder beziehungsweise spaßige Umsetzungen ernster Inhalte.

Die einzelnen nach der Herkunft der Teilnehmer gebildeten Untergruppen hatten sich mittlerweile aufgelöst, es war eine neue Gruppe entstanden, und jeder freute sich schon auf den dritten Schritt, als wir uns wieder für vier Wochen trennten.

Dritter Schritt: Meine Lösungen und Ziele

Das dritte und damit letzte Malwochenende stand unter dem Thema: Meine Lösungen, meine Ziele und mein Weg. Die dazu entstandenen Arbeiten bildeten entweder eine Synthese aus den beiden vorangegangenen Schritten oder setzten den ersten und zweiten Schritt in Beziehung zueinander und zeigten daraus Lösungswege auf: Ideen, mit der aktuellen Situation anders umzugehen. Jeder bemühte sich um die Entwicklung realistischer Perspektiven, auch in der nachfolgenden Besprechung der Bilder.

Am letzten Tag des dritten Wochenendes kamen ein Regisseur und ein Kameramann der Bavaria Film zu uns, und wir alle setzten die Bilder der drei Schritte zu einer Handlung zusammen, eine Essenz aus dem gesamten Bildmaterial, so daß sich jeder in der Geschichte wiederfinden konnte. Es entstand eine Art Manuskript, das nun filmisch umgesetzt werden sollte. Dazu gab es allerdings keine festgelegten Rollen, der Film sollte vielmehr aus dem Stegreif gedreht werden und die Rollenverteilung erst dann erfolgen.

Vierter Schritt: der Kurzfilm ‚Unterwegs'

Nach weiteren vier Wochen trafen wir uns auf dem Filmgelände der Bavaria Film am Geiselgasteig bei München. Wir gingen die Geschichte noch einmal in allen Einzelheiten durch, überprüften, ob der Handlungsablauf auch für den Zuschauer verständlich werden könne, ob die Aussage des Films gut „rüberkommt". Dann wurde abgestimmt, wer welche Rolle übernimmt, wer bei der Regie mitarbeitet und wer dem Kameramann assistiert. Gemeinsam suchten wir die passenden Drehorte. Dann kam endlich der Augenblick, auf den wir so lange hingearbeitet hatten: „Kamera läuft . . . , Ton läuft . . ."

Aus der langen gemeinsamen Arbeit entstand ein Kurzfilm, der die Situation vieler Jugendlicher in unserer Gesellschaft behandelt – eine Situation, die vom Wunsch nach Verständnis und Anerkennung durch die anderen geprägt ist. Der Film erzählt von der Flucht in die Isolation, zu Drogen, Alkohol und Krankheit. Der Film setzt sich mit dem Gefühl der Verzweiflung auseinander, mit der Angst, an den Rand gedrängt zu werden, nicht so sein zu dürfen, wie man eben ist. Und er zeigt Lösungswege für schwierige und belastende Situationen auf: den für alle gangbaren Weg, sich mit sich auseinanderzusetzen, den Mut zum Blick in den Spiegel zu entwickeln, sich zu akzeptieren und an sich zu glauben – und nicht vor den Problemen und Schwierigkeiten davonzulaufen.

Als wir uns den Film nach dem Schneiden angesehen haben, waren wir uns einig: Er ist gut geworden, er ist spannend und „geht unter die Haut". Er sagt das aus, was alle während der gemeinsamen Arbeit für sich entdecken konnten. – Und: es hat Spaß gemacht.

Kunsttherapie bei Beziehungsstörungen

Von Gisela Schmeer

Fast alle Menschen, die zu mir in die Sprechstunde kommen oder eine ambulante Psychotherapie machen, berichten eines Tages, daß sie mit anderen Menschen Probleme haben. In der ambulanten Praxis bietet sich die Kunsttherapie als Möglichkeit an, solche Beziehungsstörungen genauer anzusehen. Erzählt der Patient von einem solchen Konflikt, so fordere ich ihn auf, sein Gefühl oder eine typische Situation auf ein Blatt Papier zu malen. Aus dem Stegreif, in zwei bis fünf Minuten skizziert der Patient ein Beziehungsbild, das den Konflikt vor Augen führt.

Über das Bild sich selbst erkennen

Ein Mann, 42 Jahre alt, leidet unter seinem übermächtigen Abteilungsleiter, der das ganze Blatt ausfüllt (Abb. 1). Der Maler steht klein und unscheinbar, blaß gezeichnet, in der linken unteren Ecke. Bei dem therapeutischen Gespräch, während dessen das Bild immer neben uns auf dem Tisch liegt, ergibt sich, daß dieses Beziehungs-Modell schon viel älter ist, als der Mann geahnt hat. Auch der Vater, das Vor-Bild, war ängstlich-ehrerbietig zu seinen Vorgesetzten, fühlte sich selbst nichts wert.

Eines Tages geschieht etwas Unerwartetes. Der Patient verfährt mit mir ähnlich wie mit dem Abteilungsleiter: Er hebt mich in den Himmel, macht sich selbst klein. Und wenig später kommt die nächste Überraschung: Der Mann erkennt, daß er selbst gelegentlich genau den Raum einnimmt, den auf seinem Bild der Abteilungsleiter innehat, denn mit seinen Klagen

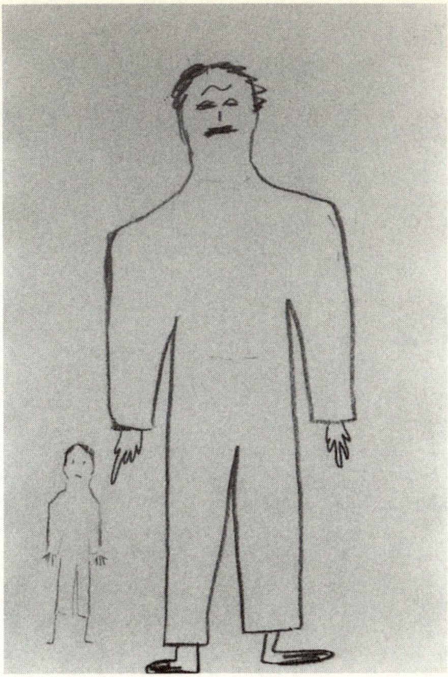

Abb. 1: Macht und Ohnmacht

drängt er die Familie (und mich) an den Rand. Neu ist ihm, daß die Positionen austauschbar sind und daß er selbst, je nach Situation, einmal die eine und einmal die andere einnimmt.

Eine fünfunddreißigjährige Frau beneidet ihre „schöne Schwester“ (Abb. 2). Die Malerin findet sich selbst unbedeutend und malt sich rechts am Rande des Papiers, plattgedrückt. Sie gesteht schließlich ihre heimliche Phantasie, sich einmal im Leben, geschmückt und selbstbewußt, so zu fühlen wie die beneidete Schwester.

Dieses Bild zeigt, daß ein vergleichbares Beziehungsproblem ganz unterschiedlich ausgedrückt werden kann, denn es werden, im Gegensatz zu dem vorhergehenden Bild, viele Farben

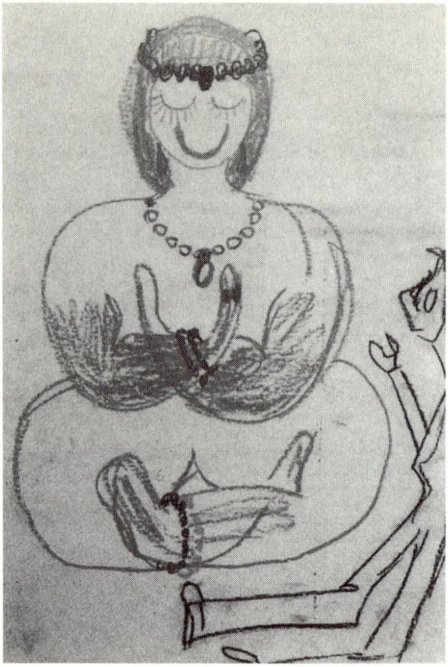

Abb. 2: Beneidetes Idol

verwendet. Farben sind Ausdruck von Phantasie und Gefühl – und zwar auch dann, wenn diese Farben dem anderen Menschen, hier dem beneideten, zugeordnet werden.

Angst vor Verletzung

Häufig erlebe ich, daß auf Beziehungsbildern ein Element auftaucht, das den Fluß des Kontaktes zwischen zwei Menschen behindert. Im extremen Fall ist es eine Mauer. Die Mauer blockiert. Botschaften prallen ab.

In Abbildung 3 hat sich eine vierunddreißigjährige Frau auf der rechten Seite gemalt. Sie ist bereit, hält die Arme offen,

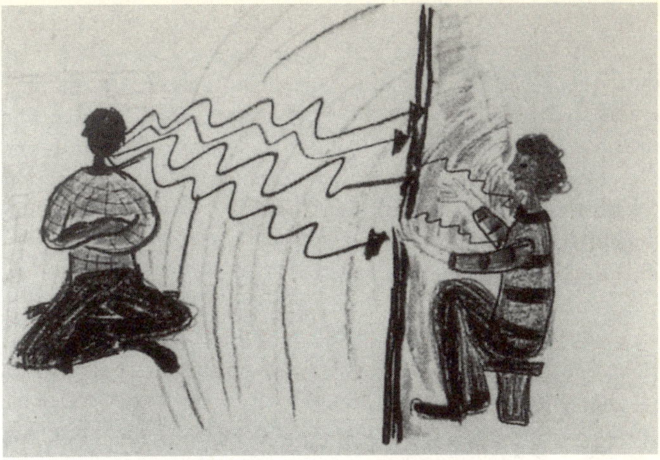

Abb. 3: Eine Mauer hindert den Kontakt

möchte zuhören. Aber die Mutter, die ihr gegenübersitzt, erschlägt sie mit ihren Vorwürfen. Einige Pfeile trafen ihr Herz bereits, und um sich davor zu schützen, hat die Frau zwischen sich und der Mutter eine Mauer aufgerichtet, durch die die Pfeile nicht oder nur abgeschwächt hindurchkommen – aber immer noch „treffen".

Wer dieses Bild betrachtet, kann verstehen, daß die Malerin dazu neigt, auch gegen andere Menschen, nach denen sie sich sehnt (offene Arme), Schutzbarrieren aufzurichten. Per Anrufbeantworter sortiert sie die Kontaktbedürfnisse der Freunde vor. Sie läßt sich verleugnen, sagt erstmal nein, hat Angst, verletzt zu werden.

Manchmal kommen Menschen zu mir, die ihre Gesten der Offenheit und Zuwendung eines Tages aufgegeben und resigniert haben. Wir ahnen, wie behutsam der Kunsttherapeut vorgehen muß, in dem, was er sagt und wie er sich verhält, damit sein Patient es nicht nötig hat, auch in der Therapie Mauern aufzubauen, weil sein Vertrauen auch hier wieder enttäuscht wurde.

In der psychotherapeutischen Situation haben wir es gleichsam mit einem lebensnahen „Beziehungs-Labor“ zu tun, in dem irgendwann all das zum Vorschein kommt, was die Patienten als Beziehungskonflikt draußen im Leben erleiden und in ihrem Bild ausdrücken. Das Verständnis für die Nöte und die liebevolle Zuwendung sind der wundervolle therapeutische „Wirkstoff“, der mit der neuen Erfahrung auch die neuen Bilder entstehen läßt.

An die Eltern gebunden

Der zweiundvierzigjährige Mann, der Abbildung 4 in der ersten Stunde mit der linken Hand gemalt hat, erlebt sich immer noch als „Einzelkind“ in der Mitte zwischen den Eltern. Im Nacken spürt er die dunkle Energie des Vaters, der vor fünfzehn Jahren Selbstmord beging. Vor ihm, den Weg in seine Zukunft verbauend, hockt die Mutter, die ihn immer als Gattenersatz vereinnahmt hat. Nun leidet er trotz beruflichen Erfolgs unter Depressionen.

Das erste Bild, das ein Patient in der Behandlung malt, zeigt oft überdeutlich das Problem. Das Bild weist auch den Weg, den die Therapie nehmen wird: In diesem Fall geht es um eine Loslösung von dem dunklen Schicksal des Vaters; um ein Aufgeben der Position „dazwischen“; um eine Ablösung von der quallig den Weg verbauenden Mutter.

Ich frage den Patienten, was ihm fehlt und was er braucht, um seinen Platz zwischen den Eltern zu verändern. Er kann es von seinem Bild ablesen: Füße. Arme. Einen eigenen Weg. Auf einem neuen Bild oder auf durchsichtigem Papier, das über das erste Bild gelegt ist, kann der Mann diesen Weg symbolisch, in seiner Phantasie vorwegnehmend aufs Papier bringen und auch mit kleinen Holzfiguren, die er ins Bild stellt, erproben, welche Gefühle er beim ersten Schritt der Ablösung wahrnimmt.

Eine solche symbolische Handlung darf nicht verwechselt werden mit einer realen Handlung, sie soll diese auch nicht

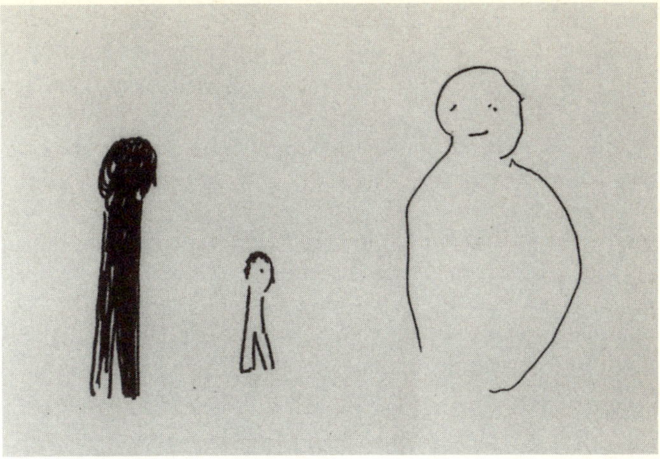

Abb. 4: Zwischen Vater und Muttter

ersetzen. Symbolische Handlungen auf dem Papier oder an stellvertretenden (z. B. Spiel-)Objekten kanalisieren die seelische Energie in eine gewisse Richtung, öffnen gleichsam die Räume, die dann im Verlauf des therapeutischen Prozesses real betreten werden. Und bis dahin kann eine längere Periode vergehen, in der „nur" gemalt und über die Bilder gesprochen wird.

Der Patient kommt einmal in der Woche zu einer Einzeltherapie. Er wählt von nun an Acrylfarben und malt mit dickem Pinsel auf großen Papierbögen. Das neue Material erweckt seine seit der Schulzeit brachliegende große Begabung, sich auszudrücken. Für mich war dies sehr überraschend, da die linkshändig gemalte Skizze aus der ersten Stunde eher unbeholfen gewirkt hatte.

Eines Tages erzählt der Mann, wie er als Erstkläßler, auf dem Schoß des Vaters sitzend, auf der Schiefertafel ordentliche Reihen von Tirolerhütchen zeichnen mußte. Die dreieckigen Hütchen mit Federn gerieten immer kleiner und fielen unter die auf der Schiefertafel vorgegebenen Zeilen. Die Mutter kam hinzu und löschte die Hütchen immer wieder aus. Der Vater verwehrte es der Mutter nicht, und so mußte er damals mit dem Griffel immer wieder von neuem Zeilen mit Hütchen zeichnen.

„Was würde wohl Ihr siebenjähriger Sohn heute in der gleichen Situation machen?" frage ich. „Der würde mit der Tafel um sich schlagen und ins Freie rennen..." „Malen Sie das doch mal, wie Ihr Sohn explodiert!" Der Mann malt mit fetten, wütenden Pinselstrichen den revoltierenden Sohn: seine eigene, bisher immer zurückgehaltene Aggression.

In der nächsten Stunde kommt der Patient noch einmal auf dieses Bild zurück. Er findet es abscheulich – so wie er ja auch zu seiner eigenen Auflehnung gegen die Gebote der Mutter noch nicht stehen kann.

Das hat sich geändert. Die Ablösung von der Mutter ist gelungen, als er aufhörte, mit deren Erbschaft zu liebäugeln, und sich finanziell mit seinen eigenen Möglichkeiten zufriedengab. Von da an konnte er sein von klein auf eingeübtes Wohlverhalten aufgeben. Heute äußert er sich seiner Mutter gegenüber so farbig, deutlich und wahrhaftig wie damals, als er die Empörung seines Sohnes aufs Papier gemalt hatte.

Körperliche Beschwerden als Kontakthindernis

Dem Arzt steht im allgemeinen kein Atelier zur Verfügung, in dem sich die Patienten großflächig und ohne Rücksicht auf den Raum ausdrücken können. Dennoch gibt es auch in der ambulanten Arztpraxis viele Möglichkeiten, durch Einbeziehung spontan gemalter Bilder den Einblick in die Not des Patienten zu vertiefen.

„Jeden Abend, wenn ich aus dem Geschäft nach Hause komme, habe ich Bauchkrämpfe, habe ich einen Widerwillen heimzufahren, mag niemanden sehen, vor allem nicht meine Frau ...", berichtet ein zweiundfünfzigjähriger Mann. Sein spontan gemaltes Bild (Abb. 5) zeigt, wie sich die „Bauchkrämpfe" wie eine fremde Wesenheit in und vor dem Mann

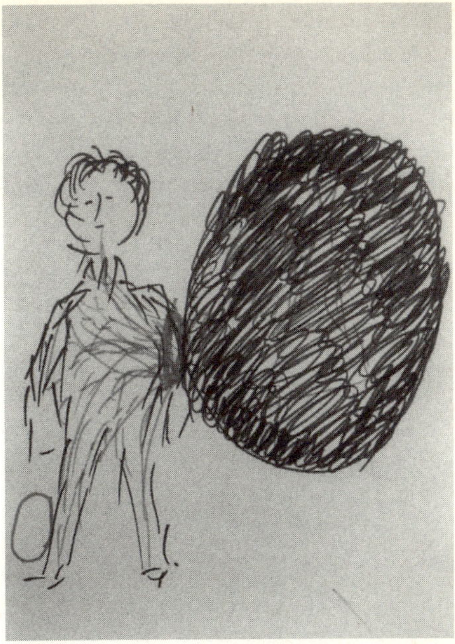

Abb. 5: Abgespaltene Gefühle: Wut und Angst

ausbreiten. Sie erweisen sich als ein Störfeld, das alle Kraft verbraucht und den Mann schwächt, weil ihm dabei Energien geraubt werden. Die Krämpfe, hier im Bild symbolisch dargestellt, stehen wie ein düsterer Dämon zwischen dem Maler und jeder Person, die sich ihm nähern würde, vor allem der Frau.

Alle sogenannten psychosomatischen Beschwerden haben eine Funktion. In diesem Bild ist ablesbar, daß die „Bauchkrämpfe" unter anderem die Funktion haben, die Frau nicht an sich heranzulassen. Wenn überhaupt, wird der Mann nur über seine Beschwerden, das heißt über das Un-Eigentliche, über das Dazwischen-Gebaute mit ihr sprechen, aber auf keinen Fall über die Wut und die Angst im Bauch, den Wunsch, sich zu trennen.

Als der Mann sein Bild betrachtet, wird ihm klar, daß er so nicht weiterleben kann. Von diesem sonderbaren Gebilde, von dieser Scheinlösung, die „Krankheit“ heißt, muß er sich verabschieden. Mit der Ehefrau muß er über das sprechen, was unbequem, aber die Wahrheit ist. In diesem Fall führte das Bild zu der Entscheidung der Eheleute, mit einer Paartherapie zu beginnen.

Gestreßt, erschöpft und ausgebrannt
Kunsttherapie bei Streßpatienten

Von Sybille Loew

„Erst die Arbeit, dann das Vergnügen!" „Erst die anderen und dann irgendwann ich selbst!" „Sei immer edel, hilfreich und gut!" Und überhaupt: „Hab dich nicht so, reiß dich zusammen!" So lauten die Leitsprüche vieler Menschen, die erst gestreßt und genervt, später hart und starr vor Anstrengung und schließlich nur noch leblos, erschöpft, ausgebrannt und leer hinter die zusammengestürzten Fassaden ihres Lebensentwurfs blicken.

Gestreßt sind sie alle. *„Stress"* bedeutet im Englischen „Druck, Anstrengung, Belastung". Das Wort beschreibt ein gestörtes Verhältnis zwischen äußeren oder inneren Anforderungen und deren Bewältigungsmöglichkeiten. Streß kann sich in verschiedenen Körpersymptomen äußern, in plötzlicher Schlaflosigkeit, Herzjagen, in Migräneanfällen, Angstzuständen, Kreislaufschwierigkeiten, Rücken- und Magenschmerzen, plötzlichen Lähmungserscheinungen, Weinkrämpfen bis hin zu Depressionen. Diese Körpersymptome haben Signalcharakter. Manche Menschen freilich betäuben sie mit Tabletten und Alkohol oder versuchen, die Verantwortung an den Arzt abzuschieben, bevor sie anfangen, diese „Zeichen" ernstzunehmen.

Seelische Leere und Entfremdung

Das Burn-out-Syndrom (von *to burn out,* engl. ausbrennen) ist eine spezielle Variante des Streß-Syndroms. Im Unterschied zum Streß stehen hier die seelische Leere und Entfremdung in einer beruflichen Situation, meist im Umgang mit Menschen, im Vordergrund. Menschen, die in helfenden, sozialen, pädagogischen Berufen tätig sind, geraten häufig in erschöpfende Kreisläufe: Sie werden mit der Vergeblichkeit vieler ihrer Mühen konfrontiert, sie geben meist viel, erhalten aber nur wenig Anerkennung und Bestätigung. So wächst das Gefühl von Sinnlosigkeit und Überforderung, gepaart mit zunehmender innerer Distanz. Mitfühlende Reaktionen gegenüber anderen Menschen fallen immer schwerer und schlagen irgendwann in Zynismus und Entwertung um. In einem „heroischen" Einzelkämpfertum wird dann mit großem Kraftaufwand die Hilfsbereitschaft aufrechterhalten. Die Kollegen sollen nicht merken, „daß man nicht mehr kann", sich nicht mehr kompetent fühlt, sondern hilflos ist beim Helfen und hoffnungslos im eigenen Leben. Dabei war man doch anfangs voller Enthusiasmus und Ideenreichtum – nur wer jemals „entflammt" war, kann „ausbrennen". Es trifft gerade die Menschen, die mit Begeisterung, Idealismus und Motivation an die Arbeit gingen, die besonders viel bewirken wollten.

Die Anforderungen unserer Zeit tun ein übriges: Spezialisierung um jeden Preis, Wertepluralismus und Wertewandel, die zu ständigen Kollisionen unterschiedlichster Rollenerwartungen und Maßstäbe führen. Überzogene persönliche Glückserwartungen und die Vorstellung der grenzenlosen Erfüllbarkeit aller Wünsche stehen in krassem Widerspruch zu den enger werdenden finanziellen und ökologischen Grenzen der Gesellschaft sowie zu unseren eigenen, begrenzten Kräften. Der Wahn, wir hätten alles im Griff und könnten fast alles kontrollieren, wenn wir uns nur genug anstrengten, läßt Krankheit zum mißlichen, nicht kontrollierbaren Schicksal verkümmern, das wir dann vertrauensvoll den Spezialisten überlassen. Wir feiern im Privaten wie im Beruflichen unsere Vielseitigkeit und bezahlen diese äußere Flexibilität allzuoft mit einem inneren Gefühlspanzer, einer angestrengten Starre. Sobald der äußere Kontrollverlust einsetzt, folgen auf die Brüche im Beruf die Brüche in der Seele.

Eine kunsttherapeutische Arbeit mit erschöpften, gestreßten, ausgebrannten Menschen setzt an folgenden Spannungsfeldern an: An der äußeren Fülle und inneren Leere, dem Zwang, alles kontrollieren und im Griff haben zu wollen, sowie dem Vertrauen, zwingend Erscheinendes loszulassen, um damit überraschend Neues entstehen lassen zu können. An dem Druck, ständig machen und herstellen zu müssen, und daran, gar nicht mehr zu wissen, was es dagegen heißt, sich beschenken zu lassen und zu „sein“. An dem gefühllosen Erstarren hinter Fassaden und dem Wahrnehmen von sinnlichem und emotionalem Leben. An angestrengter Pflichterfüllung und lustvollem Spiel. An Geben *und* Nehmen.

„Gefrorene Leidenschaft“

Wo aber alles ausgebrannt ist, kann man an nichts mehr anknüpfen. Deshalb bezeichne ich diesen Zustand von Erschöpfung und Burn-out als „gefrorene Leidenschaft“, die es aufzutauen gilt. „Gefrorene Leidenschaft“ deswegen, weil in jedem Menschen mit Burn-out-Symptomen noch Funken von Gefühl und Lust, vom phantasievollen und enthusiastischen Feuer des Anfangs stecken. Doch die Erwärmung „eingefrorener“ Eigenschaften darf keine Anstrengung und kein erneuter gewaltsamer Kraftakt sein, sondern verlangt ein behutsames Fördern verschütteter Regungen und ein inneres In-Bewegung-Kommen.

Eine Übung, dieser inneren Bewegung – dem aus den Fugen geratenen Gleichgewicht von Geben und Nehmen – nachzuspüren, verdeutlicht die Abbildung 1, die zwei Bilder zum gleichen Thema, von zwei Personen gemalt, zeigt. Die Malenden stellen sich hierzu vor die schmale Seite eines mit Papier bedeckten Tisches. Sie wählen drei verschiedene Farben als Ölkreiden-Paare aus, wovon ein Farbpaar für das „Geben“, eines für das „Annehmen“ und eines für das „Sich-etwas-Nehmen“ steht, und malen mit beiden Händen in der gleichen Farbe. Bei geschlossenen Augen versuchen die Malenden, ihre persönliche Hand- und Armbewegung für das „Geben“ zu finden, die sie etwa ein bis zwei Minuten lang wiederholen.

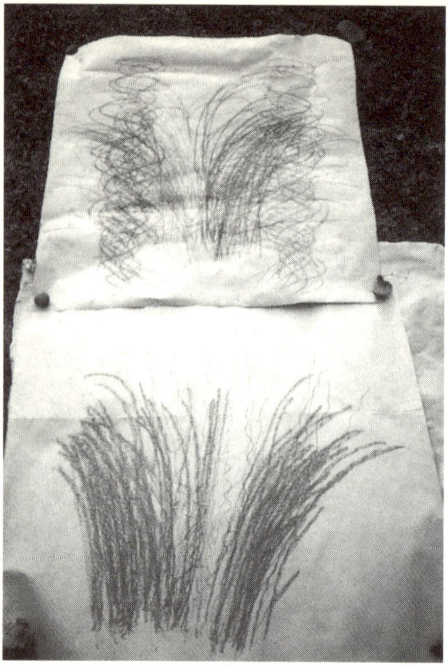

Abb. 1: Geben und Nehmen

Entscheidend ist der Prozeß des Malens, wobei die Arme ihren eigenen Weg suchen. Um das Spüren innerer Bewegungen und Blockaden geht es dabei, nicht um ein vorzeigbares, im Kopf vorgefertigtes Bildergebnis. Nach kurzem, stillem Betrachten des Bildes wiederholen die Malenden die Übung mit geschlossenen Augen zum Thema „Annehmen", dann zum Thema „Sich-etwas-Nehmen". „Annehmen" meint: „In meiner Vorstellung reicht mir jemand etwas Materielles oder Ideelles, das es entgegenzunehmen gilt." „Sich-etwas-Nehmen" meint: „Es hält niemand etwas für mich bereit, ich selber muß für mich sorgen, mir etwas nehmen."

Um diesen Bildprozeß – und das ist sein Inhalt – verständlich zu machen, schildere ich eine für dieses Krankheitsbild typische Lebensgeschichte eines vierundvierzigjährigen Mannes. In einem umfassenden Erschöpfungszustand kam er zu einem vierwöchigen Aufenthalt in die Kriseninterventionsstation der psychosomatischen Abteilung unseres Krankenhauses. Als Leiter einer sozialen Einrichtung und als Vater von vier Kindern hatte er sich beruflich und privat völlig verausgabt, fühlte sich antriebslos und klagte über Magenschmerzen und Schlafstörungen. In der zweimal wöchentlich stattfindenden kunsttherapeutischen Gruppe wirkte er unendlich müde, äußerte nie eigene Bedürfnisse. Und obwohl er vor Überforderung und Ärger fast zu platzen schien, redete er nur, wenn er gefragt wurde, und dann bemüht verständnisvoll, leise und zaghaft. Als Jüngstes von sechs Kindern einer Bauernfamilie hatte er angesichts einer oft kranken, überforderten Mutter und eines sehr strengen, brutalen Vaters nie gelernt, sich durchzusetzen, sich etwas zu holen. Nur das „Geben“, das Brav- und Anspruchslos-Sein wurde mit sparsamer Zuwendung von seiten der Mutter belohnt.

Daß dieses Geben und Helfen auch in seiner jetzigen Lebenssituation Zuwendung für ihn bedeutete, wurde ihm deutlich beim Betrachten des unteren Bildes von Abbildung 1. Auf diesem Bild sind vornehmlich die Bewegungen des Gebens vom unteren Blattrand zu den seitlichen Rändern hin sichtbar. Die des Annehmens und Sich-etwas-Nehmens sind farblich kaum mehr sichtbar, sind nur noch als zaghafte, dünne, unsichere Linien ganz in der Mitte des Bildes zu erkennen, und sogleich wird deutlich, wieviel der Malende trotz seiner tiefen Erschöpfung noch immer zu geben bereit ist. Es scheint ein innerer Zwang zu sein, endlos lange zu geben, damit keiner leer ausgeht, und mit voller Kraft zu geben, denn die Kreiden sind stark aufgedrückt. Mit großer Anstrengung beugte sich der Malende weit über den Tisch und hatte am Ende trotzdem das unsichere Gefühl, ob er wirklich genug gegeben habe. Erst als er das Ungleichgewicht zwischen „Ausfuhr“ und „Einfuhr“

so drastisch vor Augen hatte, spürte er, wie wenig er in der Lage war, Hilfe anzunehmen, die Grenzen seiner Kraft zu akzeptieren, sich etwas zu nehmen, ohne sich dabei als „schuldiger Egoist" vorzukommen.

Ähnlich, auch mit dem Anspruch, es allen beim Geben recht machen zu wollen, erlebte sich die Malende des oberen Bildes von Abbildung 1, eine vierunddreißigjährige alleinstehende Krankenschwester. Annehmen konnte sie fast nichts, die „Gaben" blieben weit vor ihrem Körper stecken, so daß sie sich schwerlich davon nähren konnte. Beim Sich-etwas-Nehmen spürte sie dann zwar ihren großen „Hunger" – am rechten und linken Blattrand sieht man viele Bahnen mit gewellten Linien, mit denen die Malerin, nach außen hin scheinbar gelassen, aber gierig vor Hunger, sich alles heranzuholen suchte, was sie kriegen konnte. Doch wo fließt es hin? Es wird an ihr vorbeigelenkt, rechts und links vom Körper.

Sehr betroffen gestand sich die Malerin ein, daß sie eigentlich allen Gaben anderer mißtraue. Obwohl ihr Hunger groß war, schien die Angst vor Verpflichtung und Abhängigkeit größer zu sein als die Sorge um sich selbst. Beim gemeinsamen Betrachten und Entschlüsseln des Bildes formulierte die junge Frau diese neu gewonnene Erkenntnis: „Wenn ich etwas von anderen Leuten annehme, dann muß ich doch dankbar sein, und die Verpflichtung, für alles Genommene wieder etwas geben zu müssen, bindet mich so an andere Menschen, daß ich mir lieber gar nichts nehme. Auf die Art und Weise gehe ich immer leer aus ..." In vielen kleinen Schritten versuchte sie dann zu entdecken, welche früheren Erfahrungen mit Menschen sie so mißtrauisch gemacht hatten, und lernte allmählich, ohne Gegenleistung etwas annehmen zu können.

Gegen den Zwang zur Perfektion

Viele Streßgeplagte bringen es nicht fertig, Arbeit zu delegieren, sondern beharren darauf, sie lieber selbst zu erledigen, weil man nur dann wissen könne, daß alles seine Ordnung hat.

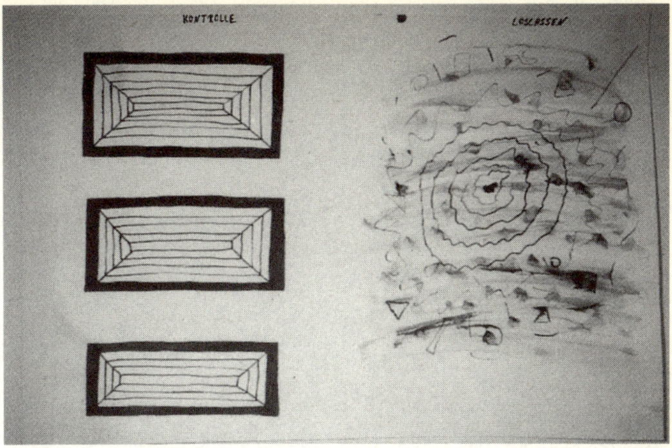

Abb. 2: Kontrolle und Loslassen

Einer solchen Hartnäckigkeit setzen kunsttherapeutische Methoden das emotionale Wahrnehmen dieser „Kontroll-Mechanismen“ entgegen. Wenn wir uns in das Bild einer jungen Frau zum Thema „Kontrolle ist für mich wie...“ (Abb. 2, links) hineinversetzen und uns vorstellen, daß sie es mit einer hauchdünnen kratzigen Feder mit Tusche gezeichnet hat, können wir die Anstrengung und lange Konzentration, ihren hohen Anspruch an perfekte Ausführung, das Festbegrenzte, das Starre dieser Haltung erahnen.

Es kostet diese Menschen viel Überwindung von Ängsten, etwas nicht zu *machen* und zu erzwingen, sondern geschehen zu *lassen* und sich dem Material anzuvertrauen: zum Beispiel die Aquarellfarbe auf einem nassen Blatt unkontrolliert fließen zu lassen (Abb. 2, rechts) oder mit den Fingern auf kleisterbestrichenem Papier bunte Farbspuren zu hinterlassen, zu panschen wie ein Kind – anfangs vielleicht noch mit Widerwillen, irgendwann mit Lust und Wonne. Und plötzlich sitzt manchem der Schalk im Nacken, wird er immer ausgelassener und vergnügter.

Dickflüssige Dispersionsfarben (Wandfarbe) und dicke Pinsel steigern die Ausgelassenheit bis zur „Wildheit“ (Abb. 3).

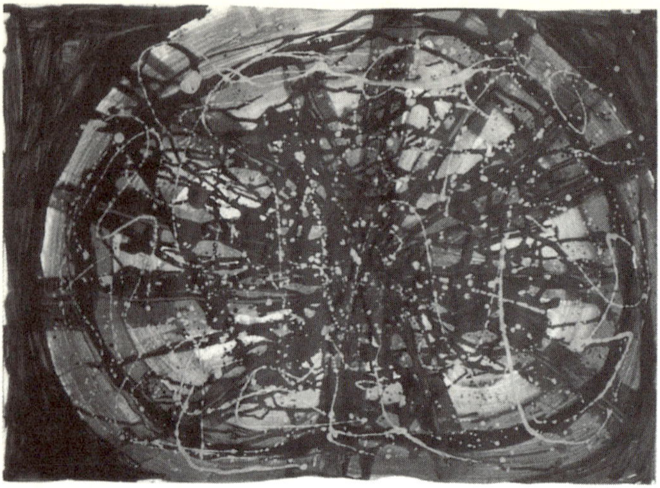

Abb. 3: Ausgelassenheit und Wildheit

Zunehmend unbeschwert wagte eine ältere Dame, das ordentliche Malen aufzugeben und Farbe und Tusche – für sie ungewohnt verschwenderisch – auf das Blatt zu gießen und zum Schluß mit heftigen Armbewegungen kräftige Farbspritzer auf das Bild zu setzen.

Wenn jemand angeregt wird, blind zu kritzeln oder viele Bilder jeweils in Sekundenschnelle zu malen, gibt er den Zwang zur Perfektion auf und kann eine neue Erfahrung machen, zum Beispiel sich beschenken zu lassen mit dem, was zufällig auftaucht. Was in einem solchen Spiel entsteht, ist meist bewegter, lebendiger und authentischer als angestrengt und perfekt Gemachtes. Wenn die Ansprüche fallen, werden die Malenden überrascht von „Bild-Wundern“ an Echtheit, Betroffenheit, Kraft und Originalität. Das ungewohnte Geschehenlassen konfrontiert sie aber auch mit ihrer inneren Leere, mit der „Ent-Täuschung“ ihrer Illusion, daß nur die äußere Hülle zähle, daß Härte gut, Weichsein Schwäche und Rührung unerwünscht sei und daß nur der eigene Panzer noch genügend Schutz biete vor anderen Menschen.

Hier zeigt sich, daß kunsttherapeutische Methoden immer auch einen interpersonellen Aspekt besitzen: Neben die verstärkte Eigenwahrnehmung muß auch eine andere Form von Beziehung und Kommunikation mit anderen Menschen treten. Ohne die kritische Auseinandersetzung mit dem Einzelkämpfertum wird sich nichts ändern. Beim Malen zu zweit, einem „Bildgespräch", sitzen sich zwei Personen gegenüber und verständigen sich ohne Worte und Bild-Symbole, nur mit Farben, Formen, Flächen, Linien und unterschiedlichen Materialien. Dabei wird sichtbar, wer schnell auf den anderen zugeht und sich gleich besonders verantwortlich für eine gute Kommunikation fühlt, wer den anderen mit Angeboten überschüttet, ohne eine eigene Basis zu haben, wer dem anderen Verantwortung gar nicht zumuten will und lieber alles auf sich nimmt. In den gemeinsamen Besprechungen über die Erlebnisse beim Malen ergeben sich für die Patienten immer wieder die Fragen: Kann ich mich vertrauensvollen Menschen mitteilen und um Hilfe bitten, oder erlebe ich mich als passives „Erwartungsopfer", das jede aktive Auseinandersetzung und Grenzziehung scheut? Muß ich wirklich für alles offen sein, was andere betrifft, oder sollte ich mich nicht fragen: Wer bin ich? Was will ich eigentlich? Was kann ich unter Anerkennung meiner persönlichen Grenzen? Was wünsche ich mir vom anderen, und warum spreche ich es nicht offen an?

Neben den psychotherapeutischen Einzel- und Gruppengesprächen während einer stationären oder ambulanten Therapie bieten die kunsttherapeutischen Methoden dem Patienten die Möglichkeit, durch die geäußerten Rückmeldungen von Mitpatienten und Therapeuten etwas über sich zu erfahren. Noch wertvoller ist es aber, daß die Malenden im sinnlich erlebbaren Prozeß des Gestaltens Gefühle unmittelbar spüren, die durch die Anschaulichkeit der Bilder erkennbar und auch für andere nachvollziehbar sind. Kunsttherapeutische Methoden ermöglichen ein Probehandeln, geben Raum für eigenes Schaffen im umfassenden Sinn und lassen wieder an verschüttete Ressourcen anknüpfen.

Zwei Bilder (Abb. 4) spiegeln den vierwöchigen Prozeß ei-

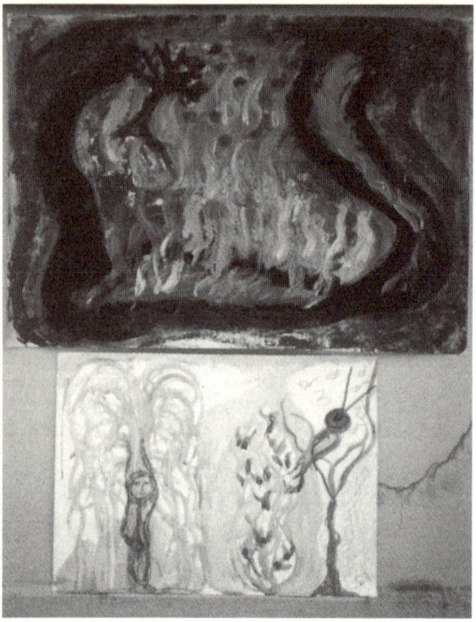

Abb. 4: Auftauen von Gefühlen

nes solchen Auftauens „eingefrorener Leidenschaften" wider: Einem verzweifelten ausgebrannten Anfangsbild (oben) – einer düsteren, brennenden Landschaft, in der ein einsamer Baum von Flammen erfaßt ist – steht das Wiederfinden eines eigenen kraftvollen, hoffnungsfrohen Standpunktes im abschließenden Bild der Malerin (unten) gegenüber. Die fünfzigjährige Ehefrau eines Pastors spürte nach dreißigjähriger Ehe, langen Jahren der Mutterpflichten für vier jetzt erwachsene Kinder und einer ehrenamtlichen Tätigkeit als Altenpflegerin erstmals wieder ihre eigene Bedürftigkeit. Durch kunsttherapeutische Übungen und die gemeinsame Reflexion lernte sie, die Grenzen ihrer Kraft ernst zu nehmen, und entdeckte ihre große, seit den Kindertagen verschüttete kreative Neigung, die ihr fortan zur Kraftquelle wurde und die sie im unteren Bild als Wasser darstellte, in und unter dem sie steht und das regelrecht aus ihr heraus zu sprudeln scheint.

Wege aus dem Teufelskreis der Angst

Von Ulla Tretter

Der knapp dreiundzwanzigjährige Student Albert leidet seit etwa drei Jahren an Panikattacken. Während der Angstanfälle treten eine Reihe körperlicher Reaktionen auf, wie Hyperventilation, Atemnot, schneller und unregelmäßiger Herzschlag, begleitet von einem Gefühl der Beklemmung und Verkrampfung. Albert erlebt diese körperlichen Symptome als äußerst bedrohlich und hat Angst, er würde sterben oder verrückt werden. Die Angstattacken treten immer häufiger auf, und aus „Angst vor der Angst" vermeidet er Kino- und Cafébesuche. Schließlich kann er auch keine Vorlesungen mehr besuchen, da seine Angst vorrangig in öffentlichen Räumen und im Zusammenhang mit sozialen Kontakten auftritt. Die Angst nimmt allmählich einen zentralen Stellenwert in seinem Leben ein. Sie konkretisiert sich als Angst vor Situationen, in denen die Flucht schwierig oder peinlich wäre und keine Hilfe zur Verfügung stünde. An manchen Tagen kommt es vor, daß Albert aus Angst vor der Angst nicht mehr wagt, alleine das Haus zu verlassen.

Nur ein Fehler im System?

Albert kommt über zehn Wochen regelmäßig zweimal wöchentlich zur Kunsttherapie. Es entstehen viele Bilder, von denen hier fünf vorgestellt werden. Sein erstes Bild zeigt einen nackten angstverzerrten Mann vor einem strahlend blauen Hintergrund (Abb. 1). Albert sagt dazu, er möchte endlich diese Angst loswerden, die er als einen „Fehler im System" ansieht, denn ansonsten sei alles perfekt, sein Umfeld, seine

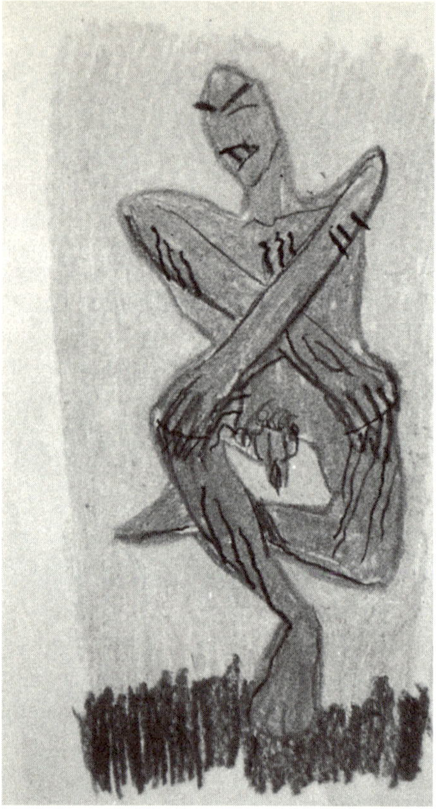

Abb. 1: Im Spiegel der Angst

Familie, seine Freundin. Wenn es nur diese Panikattacken nicht gäbe, die ihn aus heiterem Himmel überfallen und nichts mit ihm zu tun haben. Sein Behandlungsauftrag lautet in etwa: „Kurz sich zur Reparatur abgeben und sich dann funktionstüchtig wieder abholen!"

Albert hat sein Abitur mit einem Notendurchschnitt von 1,4 gemacht und ist gewohnt, sich Anerkennung hauptsächlich über die Leistung, die er erbringt, zu holen. Er schreibt fiktionale Geschichten und entwickelt das Idealbild eines erfolgreichen, anerkannten „Machers", der cool jede Situation managt und souverän alles im Griff hat. Als ich ihn in der zweiten Stunde auffordere, seine Biographie darzustellen, malt er einen hermetisch abgeschlossenen Kreis, in dessen Innerem Chaos herrscht und der keinerlei Öffnung nach außen hat. Albert sagt dazu, daß von innen nach außen kein Austausch stattfindet, und in diesem Zusammenhang spricht er wieder über die bedrohliche Angst, die er ausschließlich körperlich wahrnimmt.

Im Spiegel der Angst zersetzt sich auch das Idealbild, das er sich von sich selbst gemacht hat und festhalten will. Übrig bleibt eine instabile und brüchige Person, deren Zielvorstellungen hinfällig geworden sind; eine Person, die er selbst nicht anerkennen und akzeptieren will, da sie seinen Idealen nicht entspricht. Solange Albert im Rahmen von Familie und Schule eingebunden war, deren Anforderungen er voll entsprechen konnte, erhielt er die nötige Anerkennung und Zuwendung, die den Boden seines Selbstwertgefühls darstellen. Damals machte er die Schülerzeitung und trug seine Essays in Lesungen vor. Mit Beendigung der Schule und der beginnenden Ablösung vom Elternhaus lockert sich jedoch das Gefüge, das ihm Halt gegeben hatte. Während seiner Zeit bei der Bundeswehr, als er das erste Mal länger von zu Hause weg ist, wie jeder andere behandelt wird und er Leistung durch gehorsames Funktionieren ersetzen muß, erlebt er den ersten Angstanfall. Auch in seinem Studium findet er keinen strukturierten und stützenden Rahmen mehr vor, und es treten gehäuft Angstattacken auf. Er möchte, auf seine Familie angesprochen, die Symptomatik nicht damit in Zusammenhang bringen. Es spaltet die Angst von sich ab: „Sie hat eigentlich nichts mit mir zu tun." Würde er zulassen, daß der Konflikt in ihm selbst liegt, müßte sein ganzes Werte- und Selbstwertsystem zusammenbrechen.

Obgleich die Ausgestaltung der Bilder bei jedem Angstpatienten unterschiedlich ist, gleichen sich die Arbeiten doch in ihrer prinzipiellen Struktur. Sie zeigen verschiedene Facetten einer ähnlichen Grundthematik: Auf der einen Seite ist die übermächtige und alles beherrschende Angst und auf der anderen Seite der ohnmächtige und ausgelieferte Betroffene, der von sich sagt: „Während dieser entsetzlichen Minuten, die mir wie eine Ewigkeit vorkommen, ist es mir unmöglich, irgendeinen klaren Gedanken zu fassen – ich kann nichts tun, als zu warten, daß es vorbeigeht."

Albert stellt diese Situation dar: Er zeichnet eine in sich gekrümmte Figur, auf die von außen Pfeile gerichtet sind (Abb. 2). Die Figur wirkt wie ein zusammengekauertes Kind, das sich nicht wehren kann, sich in sich selbst zurückzieht und in embryonaler Schutzhaltung verharrt. Wenn man das Bild genauer anschaut, erkennt man, daß die dargestellte Person weder Gesicht noch Augen hat. Es ist ihr weder möglich, etwas zu sehen, noch Kontakt aufzunehmen. Sie hat keine Arme und Hände, also keine Mittel zu handeln. Das ist kein Zufall, denn sobald Albert über seine Angst spricht, fühlt er sich als passives Opfer und sieht nichts beziehungsweise will nichts sehen und will damit nicht erkennen und spüren, was die Angst mit ihm und seiner konkreten Lebenssituation zu tun hat.

Die Therapie beginnt, sobald der Patient bereit ist, sich den angstmachenden Situationen auszusetzen, das heißt, aktiv und bewußt allem gegenüberzutreten, was er bisher um jeden Preis vermeiden wollte. Dieser Schritt erfordert Mut, Kraft und Selbstvertrauen, gleichzeitig auch eine tragfähige therapeutische Beziehung. Es ist ein ausschlaggebender Unterschied, ob die Motivation Alberts wie zu Beginn der Therapie lautet: „Ich möchte meine Angst loswerden", oder ob er den Standpunkt einnimmt: „Okay, es gibt diese Angst. Ich werde sie mir genau ansehen, um sie kennenzulernen, samt ihren Zusammenhängen." Von diesem Ausgangspunkt aus wird er seine Angst transformieren können.

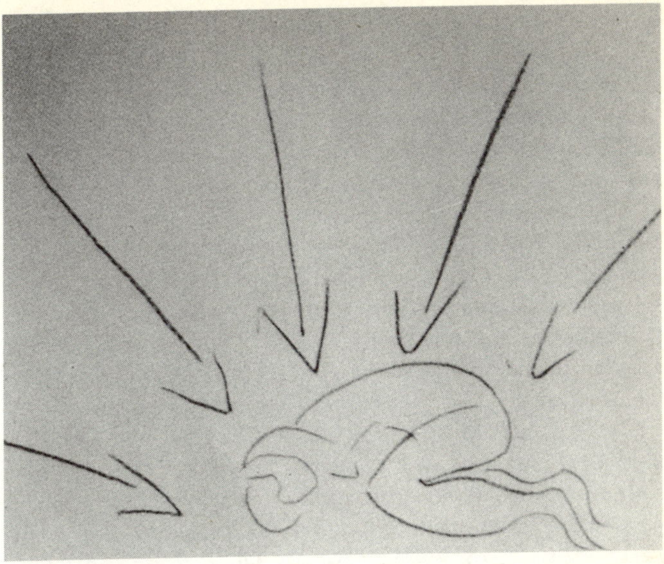

Abb. 2: Selbstbild

In der psychotherapeutischen Vorbereitung werden die Konfrontation mit der Angst und die möglichen Bewältigungsstrategien genau auf den Patienten zugeschnitten und die Vorgehensweise detailliert durchgesprochen. In der Therapie werden diese Situationen dann real aufgesucht. Mit Albert ist abgemacht, daß er so lange in der Angst verbleiben soll, bis sie von selbst geringer wird. Gleichzeitig ist er angehalten, so genau wie nur irgend möglich zu registrieren, was in ihm vorgeht, welche Befürchtungen und Assoziationen die Panik schüren. Atemnot löst beispielsweise bei Albert sofortigen Katastrophenalarm („ich ersticke“) aus. Es ist für ihn wichtig, diese Assoziationskette bewußt zu durchlaufen und trotzdem stabil zu bleiben, sich nicht vom Strudel der Panik davontragen zu lassen. Nur durch Introspektion werden ihm im Verlauf der Therapie die Bedingungen und Zusammenhänge klar, welche die Ängste auslösen, verstärken und aufrechterhalten.

Die ersten Erfolge im Umgang mit der Angst werden in einer Strichfigur sichtbar (Abb. 3), die den Eindruck macht, ein Windhauch würde genügen, um sie davonzutragen. Das Bild zeige die Sogwirkung, die die Angst ausübt, sagt Albert. Wenn er in diesen Strudel der Angst geraten sei, verliere er jeden Bezug und jede Rückkoppelung zur realen Welt und könne keinen klaren Gedanken mehr fassen. Je weiter Albert diesen Prozeß eskalieren läßt, desto mehr verliert er den Boden unter den Füßen, und es wird ihm unmöglich, wieder in Kontakt zu sich selbst und zur Realität zu treten. Um diese Dynamik zu veranschaulichen, hat er als Symbol eine Spirale gewählt.

Die Spirale kann jedoch auch in der umgekehrten Richtung, also von innen nach außen laufend, gelesen werden, und dann liegt die Betonung nicht mehr ausschließlich auf der verschlingenden Sogwirkung der Angst. Auf die Frage, wie es der körperlosen Strichfigur gelingen könnte, wieder mehr an Volumen und Standfestigkeit zu gewinnen, wendet Albert ein, daß es ihm ansatzweise schon ab und zu gelungen sei, diesen bedrohlichen Sog ganz bewußt zu stoppen. Wenn er es schaffe, sich rechtzeitig nach außen zu wenden, zum Beispiel Gegenstände zu berühren und sich der Materialität der Dinge ganz elementar zu vergewissern, könne er die weitere Eskalation der Angst durchbrechen. Die Erfahrung dieses Erfolgs, an die er sich beim Betrachten des Bildes erinnert, ist ihm ein wichtiger Meilenstein auf dem Weg aus der Angst. Mit diesem Bild tritt ein Wendepunkt ein, und die freiwerdende Energie und Kreativität richten sich zunehmend auf Lösungsmöglichkeiten.

Im Verlauf der gemeinsamen Arbeit wird die narzißtische Grundstruktur des Patienten immer offenkundiger: Entweder er produziert sich als elitäres Genie, entwirft in seinen Geschichten den Prototyp des modernen Helden, oder das ganze fiktive Gebäude kippt um, er bricht zusammen, ist völlig aufgelöst und verfällt in eine Haltung, in der er für sich keinerlei Chancen und keine Zukunft mehr sieht, sich pauschal abwertet und verbal niedermacht. Auch die Figuren in seinen Bildern

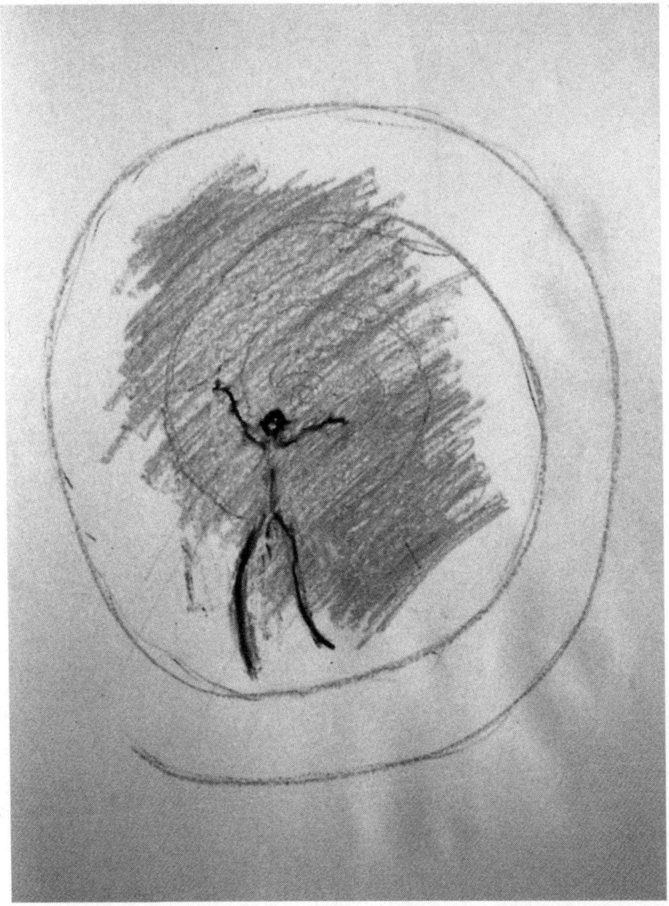

Abb. 3: Die Sogwirkung der Angst oder der Weg aus der Angst

lösen sich in diesem Zustand auf, und er hat Angst davor, psychotisch zu werden. Albert pendelt zwischen einem souverän-überlegenen, kreativen Größenselbst, in dem er sich völlig überhöht, und einem hilflosen, unsicheren und minderwertigen Selbstbild. Er ist dann zutiefst verzweifelt, haßt sich selbst

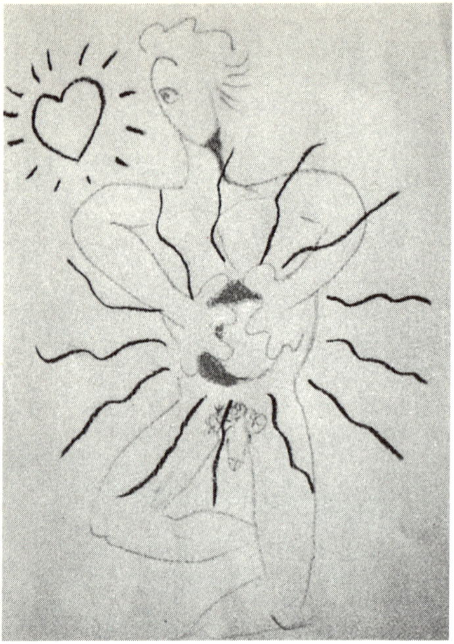

Abb. 4: Die Welt der Gefühle

und spricht sich jede Daseinsberechtigung ab. Oft passiert es, daß er sich im vielen Reden mehr und mehr verliert, und da erweist sich das Malen als äußerst hilfreich. Es erleichtert ihm, wieder in die momentane Situation zurückzukommen und hält ihn an, in Kontakt mit sich zu bleiben.

Zwischen den Extremen imaginärer Selbstüberhöhung und rigider Selbstentwertung findet er seine Mitte und seinen Standort. In den Stunden, in denen er spürbar präsent und in Kontakt mit sich selbst ist, entstehen Bilder, in denen er sehr authentisch und in der Lage ist, zu gestalten und zu formulieren, was er braucht (Abb. 4). Er kann nun sein Bedürfnis nach Zuwendung spüren und fühlt erstmals, wie weich und verletzbar er ist. Andererseits wird ihm deutlich, daß hinter dem Panzer des Rationalisierens und Intellektualisierens, hinter dem

Druck und den Forderungen, die er an sich stellt, ein sehr zerbrechlicher Mensch steht, der viel Liebe braucht und ganz primäre Bedürfnisse nach Schutz und Wärme hat. In der Körpertherapie findet er mehr und mehr zu seinen unterdrückten Gefühlen und Emotionen und erlebt konkret, daß hinter dieser Schicht von Abwehr und Wut, hinter dem Schmerz und der Verzweiflung eine große Trauer und Einsamkeit ist, und er spürt seine starke Sehnsucht nach Zuwendung.

Durch die Tatsache, daß er sich in der Klinik in eine Mitpatientin verliebt hat – sich dieses Gefühl allerdings erst dann zugestehen kann, als sie die Klinik verlassen hat –, ist er offener geworden, und auch seine Bereitschaft, sich mit seinen Gefühlen zu konfrontieren, ist gewachsen. Bei der Betrachtung seines Bildes stellt er fest, wie schwer es ihm fällt, Zuwendung und Liebe zu geben. Aber noch schwieriger ist es für ihn, seine eigene Bedürftigkeit annehmen zu können.

Kontakt zur Welt der Gefühle

Mit diesen Stunden tritt ein deutlicher Wandel ein, der nicht nur in den Bildern sichtbar ist, sondern auch in der therapeutischen Beziehung spürbar wird: Albert ist zugänglicher geworden und nun bereit, auch tiefere und verwundbarere Schichten seiner Persönlichkeit mitzuteilen und darzustellen – somit wird der Austausch auch intensiver. Er vermag den bereits erwähnten hermetischen Kreis allmählich aufzubrechen. Sein Symptom steht weniger im Vordergrund – Albert braucht nicht mehr die Situationen der Angst, um sich intensiv zu spüren. Er läßt sich zunehmend darauf ein und nimmt bewußter wahr, was an Gedanken und Gefühlen in ihm auftaucht und wie er jeweils damit umgeht.

Es kommen Ausbrüche von Wut und Aggression. Es tut ihm gut, sie abzureagieren, und er erlebt sich dabei sehr kraftvoll und lebendig und ist in Kontakt mit sich. Während Albert zu Anfang der Therapie von seiner Angst völlig überschwemmt wurde, gelingt es ihm nun immer mehr, in stabilem

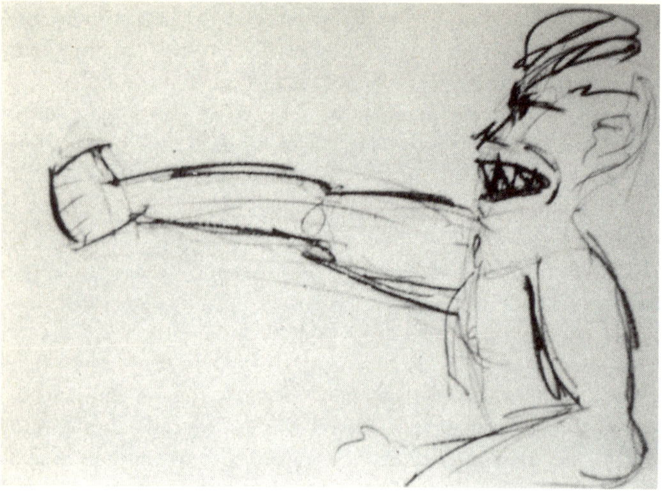

Abb. 5: Wut, Kraft und Aggression

Kontakt zu sich und seinen Gefühlen zu bleiben. Dadurch gewinnt er das Selbstvertrauen, auch schwierige Situationen meistern zu können. Früher hat er ein Idealbild von sich entworfen, dem er entsprechen wollte; nun hat er eine Haltung größerer Offenheit und Gelassenheit angenommen und gesteht sich den Raum und die Zeit zu, einen Entwicklungsprozeß durchzumachen. Trotz der Rückfälle und Selbstzweifel, die ab und zu auftreten, findet er immer wieder neue Kraft und Zuversicht, schwierigen Situationen zu begegnen. Während Albert sich zu Beginn der Therapie nur in dem Gefühl der Angst intensiv erlebt hat und intensive Gefühle ihm Angst gemacht haben, entstehen jetzt neben Bildern, die Kraft und Aggression ausstrahlen (Abb. 5), auch zarte und sensible Arbeiten, die seine Wünsche nach Geborgenheit formulieren. Albert ist in der Vielfalt seiner Empfindungen lebendig geworden.

Kunsttherapie bei Suchtkranken

Von Felix Tretter

In der Bundesrepublik sind etwa zweieinhalb Millionen Menschen von Alkohol abhängig, 700 000 von Medikamenten und etwa 100 000 junge Menschen von Drogen. Der Begriff Abhängigkeit oder Sucht bezeichnet die Unfähigkeit, beispielsweise mit legalen Drogen wie Alkohol oder Medikamenten geregelt und kontrolliert umzugehen, oder auch die körperliche Abhängigkeit, die sich beim Absetzen des Stoffes zeigt. Nach illegalen Drogen wie etwa Heroin geschieht dies bereits sehr bald.[1] In der Regel findet eine mehrjährige Entwicklung vom gelegentlichen Konsum über Exzesse zum Gewohnheitskonsum und über die Dosissteigerung bis zur Abhängigkeit statt. Schließlich kreist das Denken und Handeln der süchtigen Menschen nur noch um die Beschaffung und die Anwendung der Droge. Sie vernachlässigen andere Lebensbereiche beziehungsweise instrumentalisieren sie, um an ihren Stoff heranzukommen. Körperliche und psychische Schäden treten auf. Doch geben die Suchtkranken das Ausmaß ihrer Abhängigkeit häufig nicht zu oder erkennen es später als ihre Mitmenschen.

Alkohol, Medikamente wie Schlaf-, Beruhigungs-, Stimulations- oder Schmerzmittel und illegale Drogen wie Haschisch, Heroin oder Kokain sind psychoaktive Stoffe, die die Gehirntätigkeit qualitativ oder quantitativ verändern. Diese veränderten Zustände kann man im weiteren Sinne als „Rausch" bezeichnen. Der Konsum dieser Stoffe wirkt meist sehr angenehm auf das unmittelbare Befinden, entspannt oder regt an. Die unangenehmen Wirkungen der Rauschmittel werden meist erst nach dem Konsum erfahren, zum Beispiel als Kater, oder sie sind in Form von Langzeitschäden zu erwarten. Die Bereitschaft zum wiederholten Konsum hängt vom Verhältnis der erlebten Lust-Unlust-Bilanz der Rauschzustandes zur Lust-Unlust-Bilanz der Nüchternheit ab, zum Beispiel Entspannung im Verhältnis zu Streß. Überwiegt das positive Rauscherleben, so steigt unbewußt die Bereitschaft zum wiederholten Konsum der psychoaktiven Stoffe („Lernen am Erfolg"). Der Rausch ist also der Motor der Sucht.

Verstehen des Rauscherlebens

Wichtig für das Verständnis der Erfahrungswelt eines Süchtigen sind die subjektiven Rauschmitteleffekte. Je nach der Art des Stoffes handelt es sich um Zustände der Beruhigung, Entspannung oder Betäubung, der Veränderung der Wahrnehmung, der Beschleunigung von Denkabläufen und Assoziationen, der Steigerung des Antriebs oder der motorischen Beweglichkeit. Die Suchtkranken bezeichnen diese veränderten Zustände häufig als *„feeling"*. Wissenschaftliche Erkenntnisse darüber sind schwer zu gewinnen: Im Rausch kann jemand kaum verläßliche Auskünfte geben, nach dem Rausch fehlt oft die Erinnerung, und die Beobachtung von außen entspricht nicht dem subjektiven inneren Erleben.

Ein wichtiger Zugang zum Erleben von Suchtkranken sind daher Werke der Literatur, Musik und Malerei. Nicht wenige Künstler haben Rauschmittel benutzt und sich damit auseinandergesetzt.[2] Aus wissenschaftlich-therapeutischer Sicht sind literarische Rausch- und Suchtdarstellungen besonders wertvoll, denn sie bieten exaktere Deutungsmöglichkeiten als etwa Bildmaterial.[3] Beispielsweise hat Jack London die geselligen Seiten des Alkoholrausches ebenso wie den süchtigen Zwang zum Trinken spannend und detailreich in seinem Buch ‚König Alkohol' beschrieben. Charles Baudelaire hat über seine Erfahrungen mit Haschisch berichtet, Samuel Taylor Coleridge und Hans Fallada über diejenigen mit Opiaten.

In solchen rausch- und suchtbezogenen Texten kommt häufig ein gehobenes Lebensgefühl zum Ausdruck, das Gefühl, über den Dingen und in Einklang mit einer Welt zu stehen, die

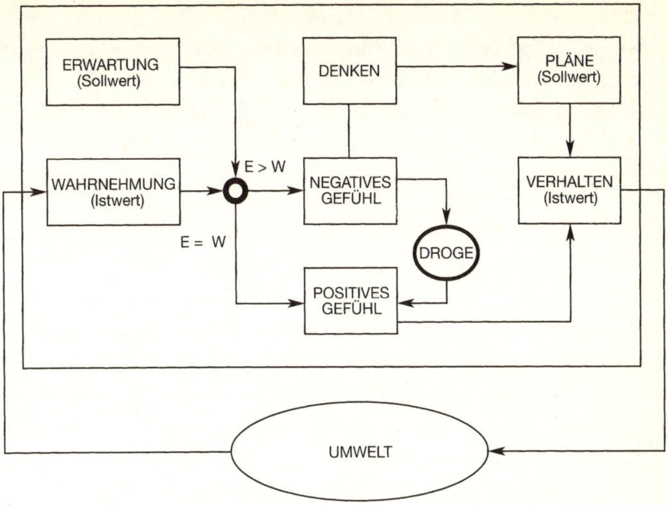

Abb. 1: Regelkreis der Psyche

äußerst lieblich und verlockend erscheint. Es ist leicht nachzuvollziehen, daß diese Zustände höchst attraktiv sind.

Suchtentwicklung, seelische Strukturen und Prozesse

Nicht alle Menschen werden von leichten Rauschmitteln, etwa von Bier, abhängig. Das Risiko eines Abgleitens in die Abhängigkeit liegt in der individuellen Konstellation von Umweltbedingungen – etwa chronischer Streß am Arbeitsplatz, Familienkonflikte oder Cliquen mit risikoreichen Konsummustern – und Persönlichkeitsmerkmalen – etwa Neugierde, Ängstlichkeit, Depressivität, passive Anspruchshaltung oder Duldsamkeit. Die besonderen Persönlichkeitsmerkmale wiederum beruhen häufig auf langjährigen Entwicklungsprozessen unter bestimmten familiären oder anderen Milieubedingungen. Wenn nur eine dieser Voraussetzungen gegeben ist, kann bereits der erste Rauschmittelkonsum besonders wirkungsvoll sein und birgt das Risiko einer Suchtentwicklung. Aber auch aus ganz normalen Familien kommen Suchtkranke.

Das zentrale psychische Geschehen, das anfällig für Rauschmitteleffekte macht, kann man sich als Regelkreis (Abb. 1) vorstellen. Entspricht die wahrgenommene Realität der positiven Erwartung (in Abb. 1: E = W), so entstehen positive Gefühle, die das Verhalten bekräftigen. Ist die Erwartung im Vergleich zur Wahrnehmung der Realität überhöht (E >W), so entstehen negative Gefühle. Aufgrund einer als bedrückend erlebten Realität findet sich bei Suchtkranken häufig eine starke Ausrichtung auf Phantasien. Diese Menschen haben gesteigerte Erwartungen an ihre Umwelt und/oder an sich selbst (Sollwert). Sie sind daher enttäuscht von der davon abweichenden Realität (Istwert) und reagieren mit Ärger oder Depressionen. Normalerweise reduziert ein Mensch nach einer Enttäuschung seine Sollwerte, oder er entwickelt ein neues Verhalten, das es ihm erlaubt, die Umwelt oder sich selbst so zu verändern, daß der Istwert in Richtung Sollwert angehoben wird. Der Suchtkranke hingegen verwendet Rauschmittel, um die Realität auszublenden und die unangenehme Spannung mit chemischer Hilfe zu mindern. Da dies aber die äußere Realität nicht ändert, wird die Diskrepanz noch größer. Es entsteht ein Teufelskreis: Je mehr getrunken wird, desto größer werden die Probleme, je größer die Probleme sind, desto mehr wird getrunken.

Therapie Suchtkranker

Die Therapie Suchtkranker zielt zunächst darauf, das stoffbezogene Konsumverhalten zu ändern beziehungsweise ganz zu beenden und darüber hinaus individuelle Risiken, zum Beispiel ineffektive Verarbeitungsweisen, zu mindern. Auch die gesamten Lebensverhältnisse des Patienten werden einer kritischen Betrachtung unterzogen, etwa seine Wünsche und Pläne, die Möglichkeiten und Grenzen seiner Lebensbedingungen und sein daraus resultierendes Lebensgefühl.

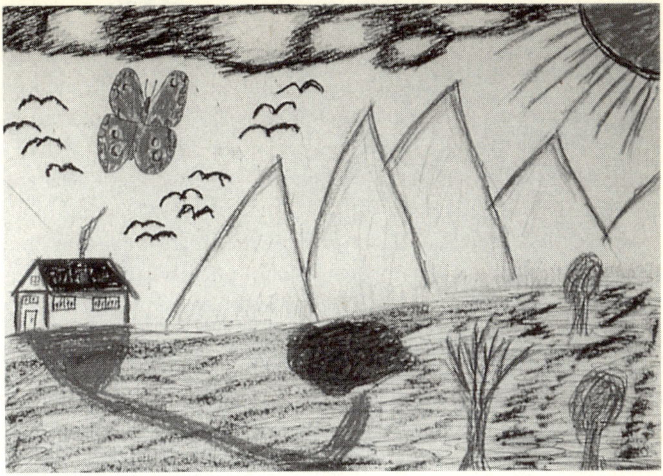

Abb. 2: Sehnsuchtsmotiv

Suchtkrankenhilfe findet überwiegend im Gruppensetting in ambulanten Einrichtungen, etwa Suchtberatungsstellen, aber auch stationär (z. B. Suchtkliniken) statt. Die wichtigsten Methoden der Behandlung sind problembezogene Gespräche, Beschäftigungstherapie mit gestaltbaren Materialien – Ton, Farbe, Papier –, Arbeitstherapie zur Belebung der Produktivität oder Musiktherapie. Auch Kunsttherapie wird seit einiger Zeit immer häufiger angewandt.

Psychotherapie, wie sie auch bei Suchtkranken angezeigt ist, arbeitet überwiegend mit dem Medium des gesprochenen Wortes. Doch spielt neben der verbal geführten Therapie der bildgestützte Dialog eine wesentliche Rolle. Hier setzt die Kunsttherapie an. Sie berührt vor allem die Gefühlsebene, die sich häufig einer sprachlichen, rationalen Erfassung entzieht. Daher kommen auf diese Weise auch psychische Inhalte der Person zum Ausdruck, die nicht nur den Therapeuten, sondern auch den Patienten selbst überraschen können.

So ist in Landschaftsbildern von Suchtkranken häufig Wasser zu sehen, meist handelt es sich um Seen. Wasser ist ein

Symbol für Leben und Bewegung, aber auch für den Untergang. Ebenso doppeldeutig ist die Bewegtheit der Wasseroberfläche: Hohe Wellen können Gefahr signalisieren oder die Lösung aus der Erstarrung anzeigen. Die vielfältigen, auch gegensätzlichen Eigenschaften von Wasser, etwa die ruhige Oberfläche eines Sees, die unsichtbare Strudel in seiner Tiefe verbirgt, können ganz allgemein als Bilder für das Bewußte und Unbewußte gelten. Bei Suchtkranken scheint mit der Darstellung von Wasser darüber hinaus die Anspannung, die aus der Differenz von Istwert und Sollwert entsteht, zum Ausdruck zu kommen.

Andere bei Suchtkranken beliebte Bildmotive lassen sich auf das Bedürfnis zurückführen, aus der als belastend erlebten Realität zu entfliehen. Die Sehnsucht nach einer „Leichtigkeit des Seins" wird durch Symbole des Schwebens dargestellt, etwa durch Schmetterlinge, tiefe Horizonte oder vernebelte Fernen (Abb. 2) – Motive, die sich auch in der Malerei der Romantik und des Surrealismus finden.

Kunsttherapeutische Bildanalyse stützt sich allerdings weniger auf eine starre Symbollehre, die jedem Bildelement eine vorab feststehende Bedeutung zuweist, als vielmehr auf einen gemeinsamen Deutungsprozeß, der sich zwischen dem Patienten und dem Therapeuten entwickelt und der sich auf die individuelle Lebensgeschichte des Patienten bezieht.[4]

Nicht selten führen die hohen Ansprüche und Erwartungen, die die Patienten in die Sucht getrieben haben, auch in der Kunsttherapie dazu, daß sie ein Bild mit großen Zielen beginnen und am Ende nicht mehr als ein Auge zustande bringen, obwohl sie ein ganzes Gesicht zeichnen wollten. Manchmal reicht die Zeit nicht, manchmal fehlt eine übergreifend geplante Aufteilung der Fläche. Am Ende der Malstunde bleibt dann eine Verstimmung, das bekannte Gefühl, gescheitert zu sein. In dieser Situation ist es therapeutisch sinnvoll, die überhöhte Zielvorgabe anzusprechen. Hier setzt die tiefergreifende Therapiearbeit an.

Kunsttherapie in der Kinder- und Jugendpsychiatrie

Von Angelika Althoff

Man sollte annehmen, daß die Kunsttherapie in der Kinder- und Jugendpsychiatrie einen festen Stellenwert hat, da Kinder viel und gerne malen. Sie begegnet in diesem Fachbereich aber noch einiger Skepsis, zumal im deutschen Sprachraum auf wenig Erfahrung zurückgegriffen werden kann, im Gegensatz zu Amerika, wo bereits viele Publikationen zur kunsttherapeutischen Arbeit mit Kindern erschienen sind.[1] Hierzulande findet sich statt dessen die analytisch orientierte Spieltherapie gut vertreten.[2]

Neue Kommunikationsmöglichkeiten

Im jugendpsychiatrischen Bereich sammeln wir in der Abteilung Rottmannshöhe der Heckscher-Klinik München seit den letzten Jahren vielfältige neue Erfahrungen mit der Kunsttherapie. Dabei isolieren wir die Kunsttherapie nicht als die einzige, alleinseligmachende Therapieform, sondern praktizieren sie eingebunden in ein gesamttherapeutisches Konzept. Unsere jugendlichen Patienten zeigen sich in den Therapiestunden oft wortkarg, und nicht selten hören wir die Klage „schon wieder reden". Gerade im stationären mittel- bis langfristigen jugendpsychiatrischen Setting trifft man neben den psychotisch Erkrankten vielfach auf Jugendliche, die ängstlich-depressiv, gehemmt oder in Zwangsrituale verfangen und introvertiert sind. Sie haben sich meist aus den sozialen Kontakten mit Gleichaltrigen zurückgezogen. Hier bieten sich neben der Gesprächs- und Verhaltenstherapie kreativtherapeutische Verfahren an: Musiktherapie, körperorientierte Arbeit und die Kunsttherapie ermöglichen einen nonverbalen Zugang zu den Patienten. Die Kunsttherapie bietet bei der Behandlung von Jugendlichen einige Vorzüge: Die Konzentration auf ein Bild lenkt die Aufmerksamkeit in einer intensiven psychotherapeutischen Beziehung weg vom Patienten und liefert einen sicheren, weniger bedrohlichen Schauplatz für die therapeutische Arbeit. Bilder können die Erforschung der Persönlichkeit, zum Beispiel in Hinblick auf Phantasien und Vorstellungen von sich selbst, erleichtern. Sie können zudem der Ort für Ärger, Depression und Furcht sein, vor allem dann, wenn woanders diese Gefühle (noch) nicht gezeigt werden dürfen oder können.

Doch ist die Teilnahme an der Kunsttherapie oft durch eine allgemeine Abwehrhaltung des Jugendlichen behindert, so daß der Annäherung an den jungen Patienten und damit dem Stil des Therapeuten große Bedeutung zukommt. Die introvertierten Jugendlichen fühlen sich zunächst von Neuem und von jeder Veränderung bedroht, gleichzeitig sehnen sie sich nach einer Möglichkeit, sich mitteilen zu können, und haben ein starkes Bedürfnis nach Verständnis. Daher scheint der Situation vor allem in diesem frühen Stadium der Therapie ein nicht direktiver Zugang am besten zu entsprechen. Wenn dem Jugendlichen gestattet wird, in einer ihm gemäßen, von ihm selbst festgelegten Geschwindigkeit, in der Sicherheit einer begrenzten Umgebung und ebenso innerhalb der Grenzen einer flexiblen Beziehung zu arbeiten, so kann er langsam Vertrauen entwickeln und einen wenn auch vielleicht nur schwachen Prozeß in Gang setzen, in dem er Berührung mit seinen Gefühlen und Reaktionen aufnimmt. Zu Beginn wiederholen sich oft bestimmte Themen und Motive. Mit der Zeit erschließen sich aber immer neue Kommunikationsmöglichkeiten.

Die für das Jugendalter spezifischen Entwicklungsaufgaben und Themen sind die Ablösung von den Eltern, Sexualität und identitätsstiftende Selbstkonzepte; in der Therapie müssen sie genügend Raum finden.[3] So können die Jugendlichen in den kunsttherapeutischen Sitzungen Eigenverantwortlichkeit erleben, da dort nicht auf ein Ergebnis gedrängt wird, sondern erlaubt ist, zum Beispiel Tempo und Material selbst zu bestimmen und im wahrsten Sinne des Wortes zu experimentieren. Weil Jugendliche gegenüber Therapeuten meist mißtrauisch sind, ist es entscheidend, klare Absprachen mit ihnen zu treffen und sie mitbestimmen zu lassen, zum Beispiel darüber, wann, wo und wem ihre Bilder und Skulpturen gezeigt werden. Ein großer Vorzug der Kunsttherapie besteht auch darin, daß der Therapieprozeß nachvollziehbar ist, das heißt, der (positive) Verlauf kann dem Jugendlichen anhand seiner Werke immer wieder vor Augen geführt werden.

Bewährt hat sich der kunsttherapeutische Ansatz darüber hinaus bei mißhandelten beziehungsweise sexuell mißbrauchten Patientinnen, die zunächst über ihre Erlebnisse nicht sprechen können und im bildnerischen Ausdruck ein angstfreies Medium finden.[4] Auch Jugendliche mit tiefgreifenden Entwicklungsstörungen, die sich selbst schädigen, greifen diesen Ansatz dankbar auf. Über den erfolgreichen Einsatz der Kunsttherapie bei magersüchtigen Mädchen berichtet ausführlich Monika Gerlinghoff (Seite 103 ff.).

Therapieverlauf bei Waschzwang

Eine vierzehnjährige Jugendliche kommt in unsere stationäre Behandlung, nachdem Waschzwangsrituale ihren gesamten Alltag bestimmen und sie aus Angst, sich zu beschmutzen, das Elternhaus kaum noch verlassen und ihren schulischen Verpflichtungen nicht mehr nachkommen kann. Sie ist in eine absolute Isolation geraten, hat mit Gleichaltrigen keinerlei Kontakte, ist verzweifelt, schwer depressiv und kann nicht glauben, daß ihr noch zu helfen sei.

In der Klinik verfestigen sich die Waschrituale zunächst noch. Die junge Patientin ist so ängstlich und selbstunsicher, daß sie zu Beginn kaum in der Lage ist, auf Gespräche einzugehen beziehungsweise verhaltensmodifizierende Übungen mitzumachen. Auch in der Einzelkunsttherapie zeigt sich ihr großes Bedürfnis, alles unter Kontrolle zu halten: Zunächst malt sie dichte, kompakte, exakt durchstrukturierte Kugeln

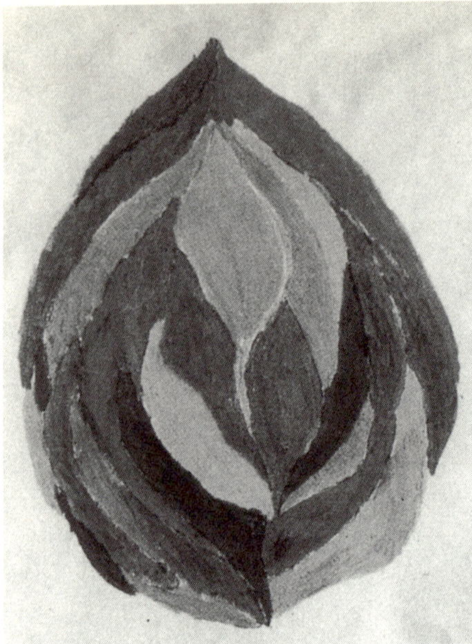

Abb. 1: Einengung

ohne jede Abweichung. Ganz allmählich wird sie etwas sicherer und traut sich, zarte Pflanzenmotive auszuprobieren. Daraufhin strebt sie recht bald den Übergang in die kunsttherapeutische Gruppe an. In der Zusammenarbeit mit den anderen Jugendlichen entstehen großformatige, auch farbenfrohe Bilder ohne fest vorgegebene Struktur (Abb. 1 und 2). Ihr Verhalten wirkt deutlich selbstbewußter, die positive Rückmeldung erfährt sie einerseits durch die geschaffenen Bilder, andererseits über die verbale Auseinandersetzung mit den anderen Jugendlichen in der Gruppe. Als ihr Verhalten dann auch auf der Station mehr soziale Kompetenz zeigt, kann mit einem gezielten Verhaltensprogramm zur Reduzierung der Zwangsimpulse und -handlungen begonnen werden, was bald den gewünschten Erfolg zeigt. Parallel dazu besucht sie weiter die kunsttherapeutische Gruppe und sagt, daß sie froh darüber sei, dort

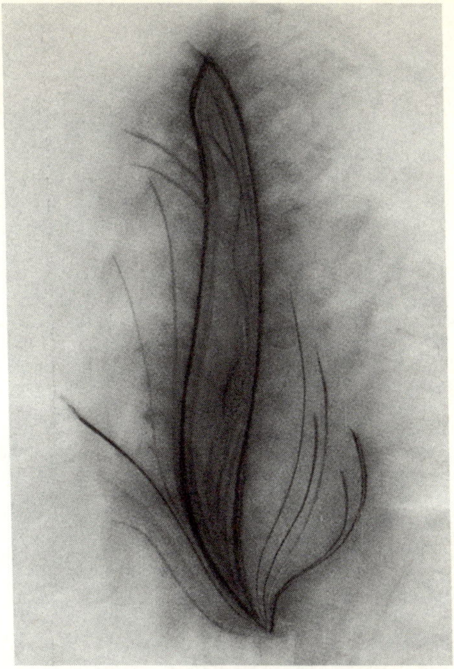

Abb. 2: Ausprobieren neuer Möglichkeiten

ihre Gefühle bildnerisch ausdrücken zu können, so zum Beispiel auch ihren Ärger über häusliche Unzulänglichkeiten.

Therapie bei Angst und Depression

Eine siebzehnjährige Jugendliche klagt bei der Aufnahme in unsere Klinik über sich zuspitzende Ängste seit etwa zwei Jahren. Sie habe insbesondere Angst, alleine das Haus zu verlassen, S-Bahn zu fahren, in der Schule aufgerufen und dann rot zu werden. Jeglicher Kontakt mit anderen Menschen werde ihr dadurch unmöglich. Vor der Aufnahme in die Klinik hat sie das Gymnasium abgebrochen. Sie leidet an einer schweren

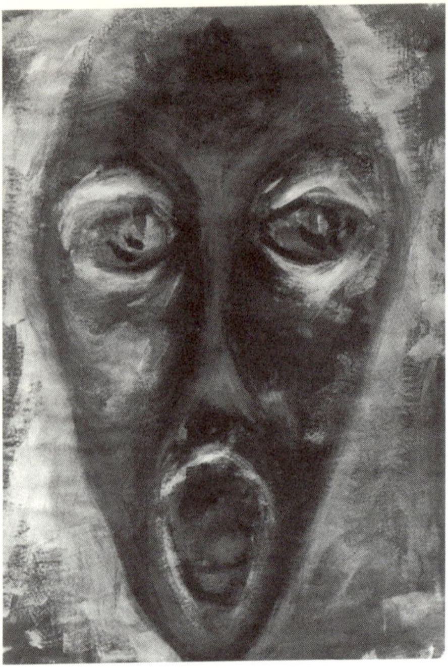

Abb. 3: Angst

Depression mit Suizidgedanken. In der stationären Behandlung erlernt sie Entspannungstechniken und kognitive Verfahren zur Angstbewältigung. Mit der Zeit kann sie sich auch den angstauslösenden Situationen wieder stellen.

Zu Beginn der Einzelkunsttherapie leben ihre Ängste stark auf, das heißt, sie malt vor allem angstverzerrte Gesichter, Fratzen, Masken (Abb. 3). Von sich aus stellt sie Zusammenhänge zu belastenden, schmerzlichen Erlebnissen in ihrer Kindheit her. Das ermöglicht ihr in der Folge, Trauerarbeit zu leisten. Nachdem sie in der Einzeltherapie mehr Selbstsicherheit gewonnen hat, kann sie in die kunsttherapeutische Gruppe wechseln. Vorsichtig, aber doch spontan gelingt es ihr, bildnerisch ihre Gefühle auszudrücken und sie schließlich auch vor

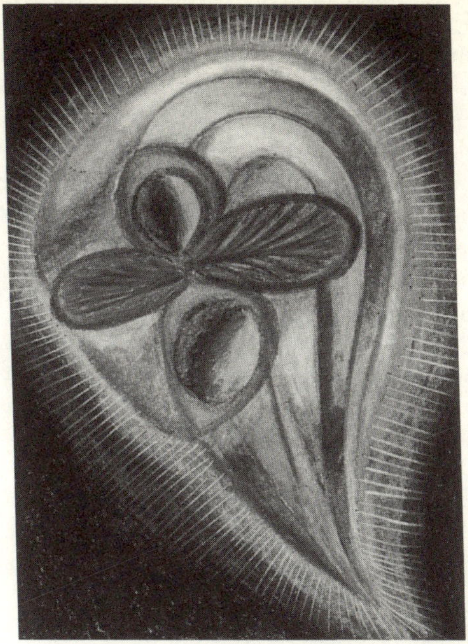

Abb. 4: Langsame Lockerung der Anspannung

anderen auszusprechen. Besonders wichtig dabei ist für sie zu erleben, daß bei diesen Gefühlsäußerungen nichts Negatives passiert; sie erfährt vielmehr von den anderen die Bestätigung, daß es diesen oft auch so geht (Abb. 4).

Diese beiden kurzen Therapieabrisse zeigen, daß es neben der symptomorientierten Arbeit bei Jugendlichen sehr wichtig ist, den Gefühlen im nonverbalen Bereich ausreichend Raum zu geben. Hier bietet die Kunsttherapie die Möglichkeit, Ängste, Trauer, Ärger, Wut, aber auch Freude und Spaß über das Medium Bild oder Skulptur erlebbar und sichtbar zu machen, so daß darauf im Therapieverlauf immer wieder zurückgegriffen werden kann. Vertrauen kann sich entwickeln, da nicht zensiert wird wie in der Schule.

Bei mittel- oder langfristigen Klinikaufenthalten von Jugendlichen kann die projektbezogene Arbeit der Kunsttherapie mit klarer Zielvorgabe und Strukturierung von großem Wert sein. Denkbar ist zum Beispiel das Entwerfen eines Bühnenbildes (vgl. hierzu S. 32 f.) oder das Gestalten eines vorgegebenen Themas mit anschließender Ausstellung. Dabei ist die Freude und der Spaß an der Gemeinschaftsarbeit das Entscheidende. Kunsttherapie unterbricht auf diese Weise auch den als ermüdend erlebten klinischen Alltag der Jugendlichen und bewirkt eine Zunahme ihrer Motivation, was eine Stabilisierung und die Stärkung ihres Selbstvertrauens und Selbstwertgefühls ermöglicht.

Kreative Therapie bei Eßstörungen

Von Monika Gerlinghoff

Magersucht *(Anorexia nervosa)* und Bulimie sind ernste und oft folgenschwere psychosomatische Erkrankungen. Magersucht ist gekennzeichnet durch konsequentes Hungern, verbunden mit übermäßiger körperlicher Bewegung, bis hin zu einem bedrohlichen Untergewicht, Bulimie durch Heißhungerattacken mit anschließendem selbst herbeigeführtem Erbrechen.

Das Rätsel, das uns die Eßstörungen aufgeben, liegt einerseits an den vielfältigen, teils unaufgeklärten körperlichen und seelischen Bedingungen, die bei ihrer Entstehung zusammenwirken, andererseits in der Schwierigkeit, die Erkrankten zu verstehen und einen Zugang zu ihnen zu finden. Attraktive und intelligente Mädchen – selten auch Jungen – hungern sich durch die Entwicklungs- und Reifejahre ihres Lebens, haben Angst vor jeder Gewichtszunahme, erniedrigen sich durch unvorstellbare „Freßanfälle" und die folgenden Brechzeremonien und denken unentwegt nur noch an Nahrung, Gewicht und Figur. Schließlich leben sie allein in ihrer eingeengten Welt und hüten sie wie ein Geheimnis, das sie niemandem preisgeben wollen. Magersucht und Bulimie sind unheimliche Krankheiten. Sie sind – so scheint es dem Außenstehenden – den Erkrankten Lebensinhalt und Quelle einer geheimen Kraft. An den Eßstörungen zerbrechen die erzieherischen Prinzipien und Anstrengungen der zunächst empörten, dann verstörten und am Ende verzweifelten Eltern. Die Gefährlichkeit der Eßstörungen liegt in der Tendenz zur Chronifizierung und in einer fortschreitenden Verschlechterung des Allgemeinzustandes bis hin zur Lebensbedrohung. Nicht selten gehen Magersucht und Bulimie in andere psychische Krankheiten wie Drogen-,

Alkohol- und Medikamentenmißbrauch, Angst- und Zwangsstörungen oder Psychosen über. Bis heute gibt es kein therapeutisches Erfolgsrezept, das eine Heilung dieser Erkrankung garantiert.

Ausschlaggebend für die Erkrankung sind individuelle familiendynamische und soziokulturelle, aber auch biologische Faktoren. Die Wurzeln reichen häufig bis in die frühe Kindheit, ja sogar zuweilen bis in die Familie der Großeltern zurück. Bei einigen Erkrankten kommen einschneidende Lebensereignisse hinzu, die als Auslöser wirken, wie der Verlust einer wichtigen Bezugsperson, oder das Ende eines Lebensabschnittes und die Veränderungen vertrauter Bedingungen, etwa der Abschluß der Schule.

Was sind das für junge Mädchen, die magersüchtig oder bulimisch werden? Sie alle hungern nach Anerkennung, die sie mit Liebe verwechseln. Sie spielen in ihren Familien oft schon lange vor Ausbruch der Krankheit eine wichtige Rolle. Einige sind die Vertrauten der Mutter, andere die des Vaters, oder sie sind beides. Nicht wenige sehen ihre Aufgabe darin, in der Ehe der Eltern zu vermitteln. Sie fühlen sich – oft im Gegensatz zu ihren Geschwistern – verantwortlich für das Glück und die Zufriedenheit der Familie. Einige sind davon überzeugt, der Lebensinhalt ihrer Eltern zu sein. Sie glauben sich verpflichtet, das zu erreichen, was den Eltern selbst nicht gelungen ist, oder etwas Besonderes, Großartiges zu leisten. Allen gemeinsam ist ein starkes Gefühl der Dankbarkeit für alles, was die Eltern für sie getan haben, und der Druck ist groß, sich dankbar zu erweisen.

Angesichts der vielfältigen Verpflichtungen dem Vater, der Mutter und der ganzen Familie gegenüber bleibt diesen jungen Menschen häufig wenig Raum für eine individuelle, altersgemäße Entwicklung und Entfaltung ihrer eigenen Persönlichkeit. Ihr Selbstwertgefühl ist niedrig, was sie auf vielerlei Weise zu kompensieren suchen und nicht selten hinter einer sicheren, gelegentlich sogar arroganten Fassade zu verbergen wissen. Aus Angst vor den Unsicherheiten des Lebens klammern sie sich zwanghaft an alle sogenannten Sicherheiten wie Leistung, Ordnung und Pflichterfüllung. Sie passen sich den Normen und Meinungen ihrer Umgebung an und sind ständig auf der Lauer, um aufzuspüren, was andere von ihnen erwarten. Sie hassen und verachten sich, wenn sie hinter ihren hohen Erwartungen zurückbleiben. Nur wenige versuchen, durch besonders störendes Verhalten aufzufallen und sich so Aufmerksamkeit und Zuwendung zu verschaffen. Fast alle träumen von einer besseren Zukunft und verpassen darüber die Gegenwart.

Die meisten Betroffenen leiden an körperlichen Begleiterscheinungen der Eßstörungen. Das Hormonsystem ist bei fast allen gestört, bei vielen kommen Herz-Kreislauf-Störungen hinzu, Schäden an den Zähnen und der Haut und an inneren Organen. Bei einigen sind die Schäden nicht mehr reparabel.

Üblicherweise assoziieren wir Krankheit mit Schmerz und Leid, mit etwas Negativem, von dem ein Kranker möglichst schnell befreit werden möchte. Anders ist das Krankheitserleben der Eßgestörten. Sie fühlen sich nicht krank. Vor allem die Magersüchtigen empfinden ihre Eßstörung gefährlich lange als Macht und Stärke, als etwas Besonderes, Elitäres, als den Stein der Weisen, der alle ihre Probleme löst und den sie sich täglich neu verdienen müssen. Magersucht und Bulimie ersetzen ihnen scheinbar den fehlenden Lebenssinn und -inhalt. Die Eßstörungen gewähren jederzeit Zuflucht nach Kränkungen, bei Spannungen und drohenden Auseinandersetzungen und schützen vor Entscheidungen und nicht zuletzt vor dem Erwachsenwerden. Nur so ist es verständlich, daß eßgestörte junge Menschen sich lange Zeit vehement dagegen wehren, die Zauberformel ihrer Krankheit durch eine Behandlung herzugeben. Nur Therapeuten, die diesen Gewinn durch die Krankheit berücksichtigen und glaubhaft vermitteln, daß sie die Botschaft verstehen, die sich dahinter verbirgt, haben eine Chance, einen Zugang zu den Erkrankten zu finden. Nach unserer Überzeugung bedarf es großer Kraft und Selbstüberwindung, um ein magersüchtiges oder bulimisches Leben führen zu können. Diese fehlinvestierte Energie umzulenken in Selbstwertgefühl und ein von der Eßstörung befreites, eigenständiges Leben ist Ziel und Prinzip bei unserer Behandlungsstrategie.

Wir entwickeln seit 1982 am Max-Planck-Institut für Psychiatrie in München Behandlungsprogramme für Magersucht und Bulimie. 1989 haben wir europaweit die erste Tagklinik für Eßstörungen eröffnet. Im Frühjahr 1994 sind wir in Räume außerhalb der Klinik umgezogen. In dieser neuen „Tagklinik" finden auch die Gruppengespräche mit unseren ambulanten Patientinnen statt. Auf dem gleichen Gelände stehen uns Wohnungen mit insgesamt 16 Wohnplätzen für unsere Patientinnen zur Verfügung. Aus der „Tagklinik" ist ein Therapie-Centrum für Eßstörungen geworden: wir nennen es „TCE". Unser Therapie-Modell[1] gliedert sich in vier Phasen:

1. Motivationsphase (6 Wochen),
2. tagklinische Phase (4 Monate),
3. ambulante Phase (1 Jahr),
4. Selbsthilfe-Phase (½ Jahr).

Nach Beendigung der Motivationsphase nehmen wir 24 Patientinnen mit Magersucht und/oder Bulimie an einem bestimmten Tag gemeinsam in die Klinik auf. Sie kommen jeden Tag, auch am Wochenende, morgens um halb neun Uhr in die Klinik, verbringen den Tag nach einem festgelegten Stundenplan und gehen um siebzehn Uhr wieder nach Hause. Sie bleiben so in ihr soziales Umfeld integriert. Sie gestalten den Rest des Tages, auch in bezug auf ihre weitere Nahrung, in eigener Verantwortung. Die Patientinnen beteiligen sich aktiv am Alltag in der Tagklinik mit Küchen- und Einkaufsdienst, Hilfestellung und Rückmeldung untereinander, bei der Beeinflussung eßgestörter Symptome, Mitbetreuung von Patientinnen in der Krisenintervention, Einladen von Familienangehörigen und Freunden und durch die Mitarbeit bei Informationsveranstaltungen über Eßstörungen.

In der tagklinischen Phase wird mit einer Kombination der folgenden Therapie-Bausteine gearbeitet: Gesprächstherapie, Ernährungsprogramm, Kreative Therapie, Körperwahrnehmungstherapie, Entspannungstraining, Förderung der sozialen

Kompetenz, Selbstdokumentation, Familiengruppentherapie und Therapeutische Wohngruppe.

Die kreative Therapie spielt in unserem Modell eine wesentliche Rolle. Eßgestörte junge Menschen haben nicht nur eine gestörte Wahrnehmung ihres eigenen Körpers, meist ist auch ihre Fähigkeit, die Umwelt in sinnlicher Differenziertheit wahrzunehmen, beschränkt oder verarmt. Sie verhalten sich nicht nur ihrem eigenen Körper gegenüber feindlich, sondern sind auch abweisend gegenüber Berührungen durch andere. Sie nehmen Musik oder Poesie oder irgendein Kunstwerk in sich auf, wenn es das Diktat der Bildung oder der kulturelle Anspruch der Eltern erfordert, aber ohne eigene emotionale Bewertung. Eßgestörte können fast immer hervorragend formulieren, wissen gut Bescheid über ihre Krankheit samt analytischen Interpretationen, aber sie sind nicht in der Lage, eigene Gefühle zu ergründen und zuzulassen oder sie gar auszudrükken. Eine wichtige Aufgabe der Behandlung ist es also zunächst, Kreativität in bezug auf sich selbst anzuregen und zu locken.

Elemente der kreativen Therapie

Die wichtigsten Elemente der kreativen Therapie sind: Kritzeln, Selbstdarstellung im Vorstellungsbild, Gruppenbilder und Skulpturenbau. Wir haben im TCE für diese Tätigkeiten einen eigenen großen, sehr hellen Raum, eine Werkstatt, in der Materialien, Werkzeuge sowie mehrere geeignete Arbeitsflächen vorhanden sind.

Bereits in der Motivationsphase ermuntern wir unsere Patientinnen, für wenige Sekunden mit offenen und dann mit geschlossenen Augen auf einem Papier zu *kritzeln.* Sie sollen so einen Zugang zum unmittelbaren Selbstausdruck finden. Schon hier wollen wir sie von ihren Höchstansprüchen und dem Druck befreien, perfekte Kunstwerke erstellen zu müssen. In der Tagklinikphase beginnt jeder Arbeitstag mit Musik und Tanz. Danach fordern wir unsere Patientinnen auf, ihre

Bewegung in eine Linie umzusetzen, die ihrem momentanen Gefühl entspricht, und dieses Gefühl dann zu benennen, wie zum Beispiel Wut, Trauer, Leere, Angst, Schmerz, Lust, Freude.

Zu Beginn der Tagklinik-Therapiephase stellt sich jede Patientin den anderen Mitgliedern der Gruppe nicht nur mit ihrer Lebens- und Krankengeschichte vor, sondern auch mit einem sogenannten *Vorstellungsbild,* in das sie ihren Vor- und Zunamen integriert. Nach unserer Erfahrung ist für viele dieses Vorstellungsbild der erste wichtige Schritt zur Selbstreflexion und zur Integration in die Gruppe. Nachdem die Patientin sich der Gruppe mit ihrem Bild bekannt gemacht hat, fordern wir sie auf, noch einige schriftliche Gedanken zu ihrem Bild zu machen. Dazu einige Beispiele:

„Ich habe mein Bild in zwei Teile geteilt. Der rechte ist schwarz und drückt meine Traurigkeit, Hilflosigkeit und Ängstlichkeit, Isolation und innere Blockade gegenüber anderen Menschen aus, der linke ist das blühende Leben, in dem ich einmal gelebt habe. Leider finde ich den Weg dorthin nicht mehr zurück. Meinen Namen habe ich in dem schwarzen Teil verzerrt geschrieben, weil ich nicht weiß, wer ich bin und was ich will. Ich kann mich nicht mehr freuen, nichts mehr wahrnehmen. In mir herrscht ein absolutes Chaos, ein Labyrinth, aus dem ich keinen Ausweg finde."

„Ich zeichne wie automatisch einen Tunnel um mich herum. Ich habe mich vom Leben in meine eigene kleine Welt zurückgezogen. Meine Farbe ist blau, kühl und klar. Weiter außen kommt das Leben mit seinen bunten Farben, zwar nahe, aber dennoch weit von mir getrennt. Hier drinnen, in meinem Tunnel, kann mir niemand weh tun oder schaden, aber ich bin einsam und allein."

Gruppenbilder sind Gemeinschaftsproduktionen von mehreren Gruppenmitgliedern zur gleichen Zeit. Die Patientinnen stehen um einen Tisch herum und bemalen mit Wasserfarben eine große Fläche weißen Papiers. Auch dabei werden die Patientinnen zu Kommentaren angehalten:

„Mir ist aufgefallen, daß ich zu jedem gern Kontakt haben

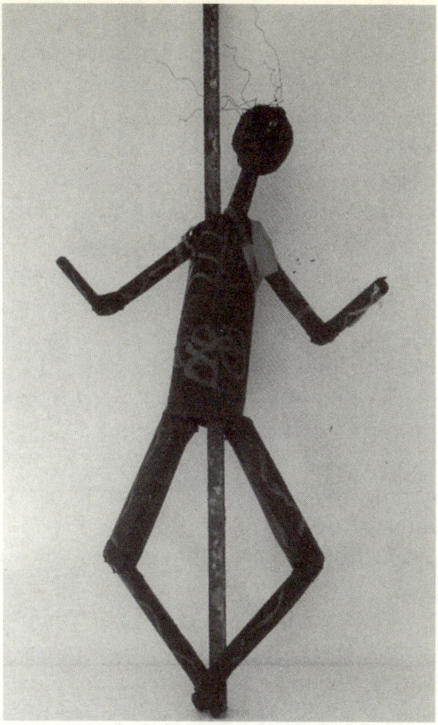

Abb. 1: Persönlichkeitsskulptur

wollte. Es macht mir Spaß, mich so quer über das Blatt mit jemandem zu verbünden."

„Ich setze gern Grenzen, deren Überschreitung mich ganz erheblich stört. Ich selbst wahre die Grenzen der anderen und erwarte das gleiche Verhalten. Eine Nachbarin hatte das Gefühl, nicht an mich heranzukommen. Ich wäre zu sehr in mein Bild vertieft gewesen. Erst ganz zum Schluß bin ich auf andere zugegangen, und das nur äußerst zögerlich, fast ängstlich."

„Ich habe mein Bild so begonnen, daß es schier unmöglich war, Kontakt mit den anderen aufzunehmen. Ich konnte alle neben und um mich herum entstehenden Formen und Figuren nur umfahren und kam mir ausgeschlossen und nicht dazugehörig vor. Dieses Gefühl kenne ich nur zu gut aus dem Leben. Ich stehe immer eher abseits. Ich denke, nicht interessant und kein guter Gesprächspartner zu sein. Ich bin von Selbstzweifeln gequält und verkrampfe mich immer mehr. Beim Malen habe ich jedenfalls wieder einmal gedacht, wenn ich nicht dabei gewesen wäre, hätte mich niemand vermißt."

Zu Beginn der Tagklinikphase wird jede Patientin dazu angeleitet, eine *Skulptur* zu einem bestimmten Thema zu bauen, zum Beispiel „mein Symptom", „meine Persönlichkeit" oder „meine Familie" (Abb. 1). Bei der Auswahl der Materialien und im Umgang mit verschiedenen Werkstoffen werden die Patientinnen beraten. Sie modifizieren die Skulptur im Laufe der tagklinischen Behandlung immer wieder, verändern sie, bauen weiter. Manche arbeiten auch noch in der anschließenden ambulanten Phase an ihrem Werk. Jede Patientin stellt ihre Skulptur in der Gruppe vor und erklärt, kommentiert, beantwortet Fragen und nimmt Kritik entgegen. Es kommt auch hier nicht darauf an, ein „Kunstwerk" zu gestalten. Wichtig ist, daß die Patientin lernt, ihr individuelles Spektrum an Wahrnehmung, Ausdrucks- und Kommunikationsmöglichkeiten zu erweitern. Die Gedanken und Erkenntnisse bei der Arbeit werden tagebuchartig aufgeschrieben:

„Ich wollte heute eigentlich gar nicht mehr an meiner Skulptur weiterbauen, weil sie mir irgendwie perfekt erscheint. Ich wollte sie nicht mehr anfassen, um sie ja nicht häßlicher zu machen. Wenn ich sie mir so ansehe, finde ich sie schön, oder besser ausgedrückt, sie strahlt für mich viel kühle Eleganz aus, und vor lauter Ehrfurcht und Angst, das wieder zu zerstören, was meine Skulptur ausstrahlt, getraue ich mich nicht, an ihre weiterzubauen."

„Ich will meine Familie nicht bauen, weder in meiner eigenen Skulptur noch als Extraskulptur. Ich fühle eine riesige Abwehr in mir. Ich habe irgendwie im Augenblick überhaupt keine Gefühle für meine Familie. Es ist mir, als ob meine Skulptur von einer unsichtbaren Mauer umgeben ist, in die im

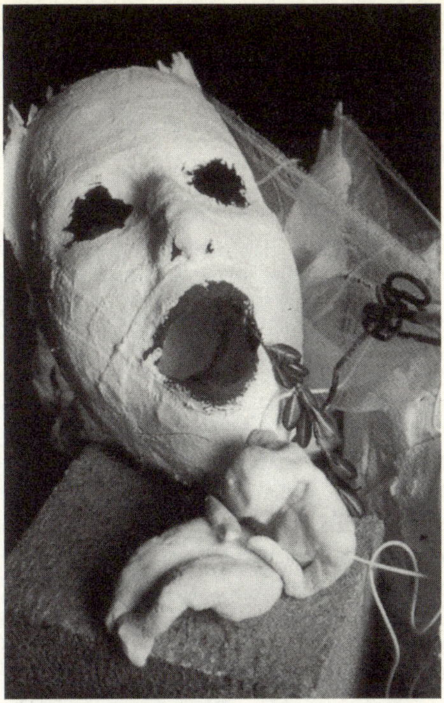

Abb. 2: Persönlichkeitsskulptur

Augenblick niemand eindringen darf, schon gar nicht meine Familie."

„Irgendwie denke ich, daß ich mein Gefühl für meinen eigenen Körper verloren habe. Als sei in mir alles abgestorben, was sich beim Bauen heute wieder bestätigt hat. Der Gedanke, vielleicht nie ein schönes, gutes Gefühl für mich zu haben, macht mir angst. Erschrocken war ich über die klare und sichere Entscheidung bei der Materialauswahl. Mir war sofort klar, daß ich für meinen Körper eine Flasche wählen würde. Etwas Hartes, Zerbrechliches, Glattes und Kaltes. Warum kann ich meiner Figur, meinem Körper keine weiblichen Formen geben? Warum kann ich sie nicht schön und liebevoll formen? Warum gehe ich so wenig behutsam mit mir und meinem Körper um? Warum denke ich, daß ich das Gefühl für meinen eigenen Körper verloren habe, als sei in mir alles abgestorben, wie tot? Ich werde die Flasche in eine Kiste stecken und neu anfangen, mich zu bauen."

Kreative Therapie ist in der beschriebenen Weise fester Bestandteil im Stundenplan des Therapiealltags. Darüber hinaus haben wir den Anspruch, unseren eßgestörten Patientinnen eine räumliche Umgebung, ein Milieu zu bieten, in dem sie zu eigenen Ideen angeregt und zur gestalterischen Verwirklichung dieser Ideen ermuntert werden (Abb. 2).

Zum tagklinischen Leben gehört es, daß die Patientinnen täglich zu den verschiedenen gemeinsamen Mahlzeiten den Eßtisch gestalten. Das ist eine Aufgabe, bei der die Betroffenen immer wieder Hilfe brauchen. Zu viele Jahre haben bei den meisten die Heimlichkeit der Eßrituale – hastiges Verschlingen von Lebensmitteln – und karge Arrangements – kalorienarme Knäckebrotscheiben mit Gurke – den Vorgang der Nahrungsaufnahme geprägt. Mit Bedacht Geschirr auszuwählen, einen Tisch reich und schön zu decken und mit Blumen zu schmükken, eine Schale mit Obst als sinnenhafte Verlockung aufzustellen, müssen viele erst neu lernen. Auch für Blumen in den zwei bereitstehenden großen Bodenvasen müssen die Patientinnen sorgen und erfahren dabei, daß man auch auf diese Weise sein Lebensgefühl ausdrücken kann.

Seit kurzem besitzen wir mehrere Modepuppen. Sie mit einfachen Mitteln zu kleiden, mit Tüchern, Papier oder T-Shirts zu improvisieren, ist ein neues Element, um die Kreativität zu locken. Wieder geht es darum, die eigene Stimmung auszudrücken, Wünsche zu spüren und kleine Träume zu verwirklichen, sich an etwas Originellem, Gelungenem zu freuen, sich von einer Gruppe anregen und mitreißen zu lassen, schöpferisch zu sein.

Rehabilitation statt Verwahren
Kunsttherapie mit Langzeitkranken

Von Reinhild Gerum und Elisabeth Muth

Anna, Silvia und Monika haben sehr verschiedene Lebensgeschichten, aber eines gemeinsam: die Diagnose einer chronischen Schizophrenie mit schwerem Krankheitsverlauf, der auf die medikamentöse Behandlung nur unzureichend ansprach. Die Erkrankung zwang diese Frauen, Jahre bis Jahrzehnte in der Psychiatrie zu verbringen. Wir, Malerin und Ärztin, lernten die drei auf einer sogenannten Langzeitstation kennen.

Der Tagesablauf der Verwahrstation gehorchte der Not des Personalmangels und der fehlenden Geldmittel, war außerdem geprägt von dem Bemühen, mit strengem Reglement Sicherheit zu gewährleisten. Die Patientinnen wurden zwar einerseits von krankheitsfördernden Lebensumständen entlastet, andererseits bedeutete die Verwahrung den weitgehenden Verlust ihrer Individualität und längerfristige soziale Ausgrenzung. Dadurch verfestigten sich gerade solche Krankheitssymptome, die eine Rückkehr nach „draußen" behinderten oder sogar unmöglich machten.

Im Zuge einer grundsätzlichen Änderung des Therapiekonzeptes und des damit verbundenen Strukturwandels auf dieser Station konnten wir dort – zunächst als Projekt, dann als festen Bestandteil der Therapie – eine Malgruppe etablieren. Genauer gesagt war die Maltherapie anfangs treibende Kraft, dann Hoffnungsträgerin und ständige Begleiterin in diesem Veränderungsprozeß.

Anna kann als Repräsentantin der Geschichte der Station gelten. Sie hat einerseits die Zeit miterlebt, als dort überwiegend „verwahrt" wurde, und andererseits die Umstrukturierung von Anfang an mitvollzogen. Silvia hingegen kam erst auf die Station, als das neue Therapiekonzept schon Fuß gefaßt hatte. Mit Silvia wird deutlich, daß Weiterentwicklung und der Weg nach draußen nun oberstes Therapieziel geworden sind. Monika steht dazwischen. Sie lebte ebenfalls sehr lange in der Psychiatrie, jedoch überwiegend auf offenen Stationen. Sie hat den Absprung aus dem Krankenhaus in eine therapeutische Wohngemeinschaft noch nicht geschafft. Der derzeitige Aufenthalt auf der Langzeit-Rehabilitationsstation soll ihr nun langsam die Ablösung ermöglichen.

Anna

Aus dem Krankenbericht: Anna war gerade fünfzehn – sie hatte mit der Handelsschule begonnen –, als Seltsames um sie herum vorging. Unbekannte Stimmen redeten auf sie ein, aber niemand war im Raum, das Radio lief nicht. Dauernd mußte sie sich unanständige Bemerkungen anhören. Dann hatte sie auch das Gefühl, von Männern, zu denen die Stimmen wohl gehörten, beobachtet zu werden. Eine Stelle ihres Kopfes brannte immer wieder. Sie fühlte sich bestrahlt. Ihre Suche nach Apparaten, von denen dies alles ausgehen könnte, war erfolglos. In einem Winkel der Küche glaubte sie sich zumindest geschützt vor Blicken. Annas Mutter, eine einfache verwitwete Frau, die einen kleinen Hof bewirtschaftete, konnte das Verhalten ihrer Tochter nicht verstehen. Anna war zu nichts mehr zu gebrauchen, sie drückte sich den ganzen Tag faul in irgendwelchen Ecken herum, war verschlossen, gar verstockt, dann wieder sehr ängstlich. Das Stimmengewirr wurde für Anna immer unverständlicher. Sie konnte sich nicht mehr konzentrieren, nicht mehr denken. Von der Schule blieb sie weg. Schließlich ging die Mutter mit ihr zum Arzt. Das war im Jahr 1966. Für Anna begann ein langes Anstaltsleben.

Nachdem Medikamente und die Insulinkomatherapie kaum etwas bewirkten, kam das junge Mädchen auf die Langzeitstation, die für 25 Jahre seine Heimat wurde. Anna wurde entmündigt und hatte nichts mehr zu entscheiden.

Ihre Krankheit trug dazu bei, daß sie sich über Jahre hinweg nicht einfügen konnte. Sie sorgte für Chaos auf der Station, verhielt sich wie ein Kleinkind, warf und schmierte mit Kot. So war sie immer wieder Zwangsmaßnahmen ausgesetzt, gegen die sie auf ihre Weise erneut protestierte.

Etwa zehn Jahre später wurde dieser Kreislauf unterbrochen. Eine Medikamentenumstellung half Anna, das provozierende Verhalten aufzugeben. Sie übernahm Hilfsdienste auf der Station und verbarg alles Triebhafte hinter einer zwanghaften Fixierung auf Regeln. Auf kleinste Abweichungen im Tagesablauf reagierte sie mit hysterisch wirkenden Erregungszuständen.

Die grundlegende Änderung des Therapiekonzeptes auf der Station brachte für Anna eine Lebenswende. Sie war eine der ersten Frauen, die an der Maltherapie teilnahmen. Ihre malerische Begabung wurde schnell deutlich.

Aus dem Bericht der Kunsttherapeutin: Anna fiel auf durch ihre fast unterwürfige Art, die von ihrer Angst, etwas falsch zu machen, herrührte. Ihre Kotschmiererei faszinierte mich, weil sich damit in meinen Augen ein archaischer Gestaltungstrieb kundtat. Zunächst gab ich Anna Fingerfarben, in der Hoffnung, daß sie ihren Trieb in dieser neuen Form wiederentdecken könne. Als erstes verlangte sie Gummihandschuhe und achtete dann peinlich darauf, sich nicht mit Farbe zu beschmutzen. Nicht vehement sich der Farbe hingebend, sondern geradezu ängstlich strich sie die Farbcreme aufs Papier, immer an einem gegenständlichen, eher starren Bildinhalt festhaltend.

Nach einigen Wochen stellte ich die Aufgabe, ein Bild zu schaffen, auf dem verschiedene Farbinseln miteinander verbunden wurden. Die Farben sollten ineinanderfließen dürfen. Annas Widerstand war riesig. Ein Bild mit Farbstreifen brachte ihr wieder etwas Entspannung. Wir probierten, ob es möglich sei, die scharfen Begrenzungen der einzelnen Streifen etwas ineinander laufen zu lassen. Zögernd genehmigte Anna den Farben diese kleine Freiheit am Rande. Der nächste Schritt war dann ein Kraftakt: Zwei wäßrige Farbseen standen richtiggehend auf dem Blatt. Ich ermunterte Anna, die beiden Pfützen miteinander zu verbinden. Entsetzt sah Anna hin, als die Farben zu fließen begannen. Durch leichtes Auffächeln von Luft entstanden immer wieder neue Bewegungen, Schlieren und Farbtöne. Gebannt durch diese Eigendynamik, ja regungslos saß Anna da. Sie beobachtete lange, ihr Gesichtsausdruck wurde allmählich immer entspannter, und zuletzt sagte sie: „Was die Farbe da macht, sieht eigentlich ganz schön aus."

Die Farbe führte ihr Veränderungen vor, die sie schließlich angstfrei erleben konnte. Sie lernte, selbst solche Veränderungen auszulösen, das Geschehen auf dem Papier zu bestimmen und dann schrittweise auch Veränderungen im Alltag zu vollziehen, ohne vor Angst zu erstarren. Nach 25 Jahren Psychiatrie zog Anna mit einer langjährigen Psychiatriefreundin in eine betreute Wohnung. Ihre Bilder nahm sie mit.

Silvia

Aus dem Krankenbericht: Silvia ist zwanzig Jahre jünger als Anna und kommt aus sehr geregelten Familienverhältnissen. Als die Älteste von drei Kindern mußte sie jedoch nicht selten zurückstecken. Bis zur elften Klasse absolvierte Silvia ohne Probleme das Gymnasium. Danach fiel ihr das Lernen unendlich schwer. Während sie vorher lebenslustig war und viel mit anderen unternommen hatte, verkroch sie sich während der letzten Schuljahre zu Hause. Mit einer enormen Kraftanstrengung schaffte sie das Abitur. Dann war sie völlig erschöpft, ihre Krankheit gewann die Übermacht.

Sie konnte keinen klaren Gedanken mehr fassen, ist seither zerrissen zwischen Gott und Dämonen, deren Stimmen sie hört und die sie mit gegensätzlichen Befehlen verwirren.

Den Anschluß an ein Leben, wie es gesunde Altersgenossinnen führen, fand Silvia nicht mehr. Sie führte einen fast aussichtslosen Kampf darum. Nach außen hin protestierte sie gegen gesellschaftliche Normen, eine Möglichkeit vielleicht, ihre Mißerfolge zu verkraften. Die Malerei stellte eine Verbindung

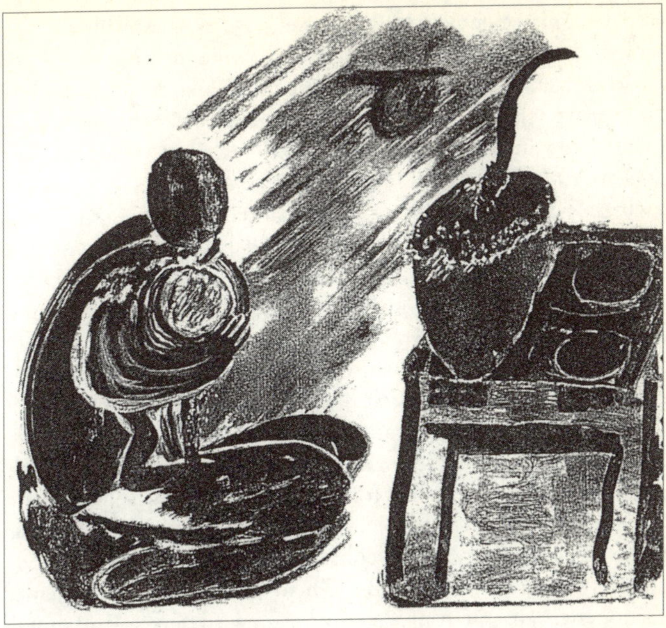

Abb. 1: Wunsch nach Geborgenheit

zu fernen, gesunden Zeiten her und wurde für uns eine Brücke, mit Silvia in Kontakt zu treten.

Aus dem Bericht der Kunsttherapeutin: Nervös fummelt Silvia ununterbrochen an ihren Haaren herum. Ihr ganzes Gesicht ist ständig in Bewegung, besonders die Augenpartie. Ihre Sprache ist seltsam singend und hat oft die dramatische Emphase eines Laienschauspielers. Ich schlage ihr vor, mit dem Malen zu beginnen. Sie setzt sich sofort und malt zügig und ohne innezuhalten ein Bild (Abb. 1). Bereitwillig zählt sie mit sanfter Stimme alles auf, was darauf zu sehen ist: eine Mutter mit Kind, ein Herd, darauf ein Topf mit Kochlöffel, und eine Sonne. Silvia vermittelt bei dieser Aufzählung, ohne es zu sagen, ihren Wunsch nach Geborgenheit und Umsorgtwerden, ihre Sehnsucht nach Mutterschaft und Sorgen-Können. Das

Bild hat mit seinen Erdfarben eine warme Ausstrahlung, der violette Kopf der Mutter bringt Melancholie ins Bild.

Bei der nächsten Sitzung kommt Silvia erst gegen Ende dazu. Sofort schreit sie dramatisch: „Ich liebe die Freiheit, niemand kann mich zwingen, zu nichts!“ Ich bin verblüfft über diesen Ausbruch. Meine Erwiderung, daß ich sie ja zu nichts zwinge, hört sie gar nicht. Mit geballten Fäusten steht Silvia vor mir, zwischen den Zähnen preßt sie ihre Worte hervor und schreit immer wieder: „Ihr Schweine, ihr dreckigen Hunde . . .“ und geht. Nach kurzer Zeit kommt Silvia zurück und bleibt abwartend stehen. Dieses Hin- und Hergerissensein zwischen Dabeisein-Wollen, Eingebunden-Sein in eine Gruppe, Verläßlich-Sein und sich die Freiheit Beweisen-Müssen ist das Dauerthema. Die Krankheit hindert Silvia massiv daran, ihre Autonomiebestrebungen zu relativieren und der Welt anzupassen. Ich setze alle Hoffnung in die bildnerische Arbeit.

Es zeigt sich im Lauf einiger Wochen, daß es nichts gibt, was Silvia über längere Zeit durchhalten kann. Ihr psychischer Zustand schwankt zu stark. Bei einem großen Wandbild, einer Gruppenarbeit mit fünf Patientinnen, wird Silvias Entwurfsvorstellung prägend. Zupackend, ja beinahe wild nimmt Silvia die mehr als zehn Quadratmeter große Fläche in Beschlag. Sie kann sich ganz vertiefen, malt mit mehreren Pinseln, ihr ganzer Körper ist in Bewegung. „Das ist meine Wiese, meine wunderbare Sommerwiese, ich versinke im Gras und bin frei.“

Das nächste Mal kommt Silvia dann sehr spät, zu spät. Die Gruppe hat am Bild weitergemalt, und die Entwicklung des Bildes lehrt Silvia, daß sie den Kontakt zu ihrem Entwurf nach und nach verliert. Sie erfährt, daß Dabeibleiben eine Grundlage für gelingendes Tun ist. Sie muß sich auch eingestehen, daß sie wieder lernen muß, sich für eine Sache zu entscheiden und deren Konsequenzen zu tragen. Die Maltherapie führt diese Zusammenhänge immer wieder vor Augen und läßt den Entschluß reifen, die geschlossene Abteilung zu verlassen, um auf einer verhaltenstherapeutischen Station ihrem Leben Struktur zu geben.

Monika

Aus dem Krankenbericht: Monika ist seit dem Alter von 14 Jahren des Lebens überdrüssig. Ihre Kindheit war freudlos, geprägt von den Leiden des kriegsverletzten Vaters. Die abgearbeitete Mutter sorgte für den Lebensunterhalt und hatte kaum Zeit für die Kinder. Monika muß als Kind die Belastung der Eltern allzu hart gespürt haben, sie übte früh den Rückzug, wurde scheu und tat sich fortan schwer, Kontakte zu finden. Ihr Selbstvertrauen blieb kümmerlich. Nach Volksschule und Lehrzeit arbeitete sie in verschiedenen Büros, fand auch dort keinen Anschluß und im Alkohol zu wenig Trost. Mit erschreckender Energie trachtete sie danach, ihrem Leben ein Ende zu setzen, was ihr eher zufällig nicht gelang. Ihre Überzeugung, nicht lebenswert zu sein, bekam wahnhaften Charakter. Sie schrieb ihr Todesurteil nun der Gesellschaft zu und entschied sich für die langsame Selbstaufgabe. Die Behandlung mit Medikamenten brachte nur wenig Linderung.

Monika hat sich in der Psychiatrie eingerichtet. Seit zwei Jahrzehnten provoziert sie ihre Helfer durch Unscheinbarkeit und Verzicht, blockiert Kontaktversuche mit überhöflichen Floskeln und befindet sich im permanenten Hungerstreik: Sie ißt nur mit Zwang, geht nie aus dem Haus, weder allein noch bei gemeinsamen Ausflügen, verbietet sich jede Zerstreuung und geistige Anregung. Um so auffälliger ist ihre gute Orientierung und Beobachtungsgabe, ihre Wachheit. Das Malen gibt uns Hoffnung, als eine Möglichkeit, die von Kindheit an geübte Selbstbeschränkung ein wenig bei ihr aufzubrechen.

Aus dem Bericht der Kunsttherapeutin: Als graue Maus steht Monika vor mir. Bei der scheuen Begrüßung betätigen sich einige Gesichtsmuskeln, um den Ausdruck eines Lächelns hervorzubringen. Bereitwillig setzt sich Monika an den Tisch mit Zeichen- und Malmaterial und fragt mich, was sie malen solle. Ich fordere sie auf, das zu malen, was ihr gerade durch den Kopf geht. Darauf sagt sie mit großer Überzeugungskraft: „Ich denke an nichts, ich denke nie an etwas, ich bin absolut einfalls- und ideenlos, absolut phantasielos." Ihr ernster Ton-

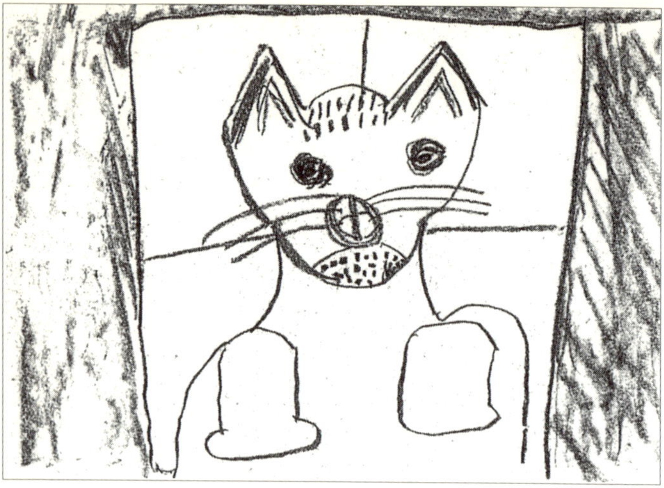

Abb. 2: Katze

fall und Gesichtsausdruck unterstreichen ihre Worte, geben ihrer Aussage den Charakter eines Glaubensbekenntnisses. Ich erkläre ihr, sie solle einfach drauflos zeichnen – einfallslos sozusagen, sie könne sogar ihre Augen schließen und nur ihre Hand zeichnen lassen. Jetzt gerät ihr ganzer Körper in Bewegung, ihre ohnehin nicht ins Gesicht fallenden Haare werden züchtig mehrere Male zurechtgestrichen, ihren Oberkörper stößt sie wie ein Huhn mehrmals nach vorn, ihre Gesichtsmuskeln bewegen sich, diesmal unkoordiniert, zu mißglückten Ansätzen eines Lächelns. Mittlerweile haben sich fünf Frauen bei mir eingefunden, das Gespräch dreht sich um Katzen, und ich schlage vor, eine Katze zu zeichnen. Monika beginnt sofort (Abb. 2):

Die Katze hat einen ernsten, melancholischen Ausdruck und erinnert uns beide an Monika. Die rosa Schnauze steht im Zentrum des Bildes und hat die Form eines Fadenkreuzes, wir denken an Monikas Todeswünsche. Die quadratische Eingrenzung läßt an einen Käfig denken. Die auf den Kopf zulaufenden Linien machen für uns zum einen die Vorstellung eines Käfigs deutlicher, betonen aber andererseits die Zentrierung. Die Sinnesorgane der Katze sind gut ausgebildet, die wachen Augen sind blau, die gespitzten Ohren rosa. Uns fällt das Maul der Katze auf – mit dem sie fressen und miauen könnte: Es erscheint nur als dünne Linie. Die Mundpartie wird beherrscht von einem männlich wirkenden Stoppelbart, der in einem eigenartigen Gegensatz zum Lippenstiftrosa der Schnauze steht. Die Katze hat für uns durchaus Züge eines Selbstporträts. In der Abbildung nicht wiederzugeben ist das lichte Sonnengelb, welches mit kräftig aufgetragenen Strichen den quadratischen Bildraum umgibt.

So deutlich das Katzenbild die Selbsteinschätzung Monikas zeigt, so sehr verbirgt sie sich in den folgenden Wochen, zeichnet Muster, betont ihre Ideenlosigkeit, ihren Mangel an Begabung und Phantasie, macht aber immer bereitwillig mit, ja erwartet mich sogar. Nach etwa drei Monaten regelmäßiger Arbeit zeigt sich in einer Sequenz von vier Sitzungen eine Änderung.

In der ersten Sitzung erzählt mir Monika, wie ungeduldig sie auf den Frühling warte. Sie zeichnet einen Schmetterling, sozusagen als Frühlingsboten. Wir sehen in dem Schmetterling Monika selbst. Der Kopf und der Körper, ein schwarzer Torso, schwebt über einer bunten Blumenwiese. Zu dieser bunten Welt hat der Schmetterling keinen Kontakt. Die großen gelben Flügel wurden im Laufe des Entstehungsprozesses so überzeichnet, daß sie im Himmel verschwinden. Der plumpe Torso ist nahe den Wolken. Die Sonne scheint wunderbar, hat aber eine genaue Grenze ihres Einflußbereichs und berührt einen Flügel nur leicht, ähnlich dem hellen Gelb um den „Katzenkäfig“ herum.

In den nächsten beiden Sitzungen wiederholt Monika das Schmetterlingsmotiv. Auf meine Anregung hin versucht sie einen Falter mit Zickzack-Muster. Ganz unzufrieden äußert sie: „So sieht kein Schmetterling aus!“ Ich erwidere, daß die Welt doch bunt sei und daß man sich doch vorstellen könne, daß irgendwo ein solcher Schmetterling existiere. Monika sagt, das interessiere sie nicht, sie glaube es auch gar nicht, es sei ihr

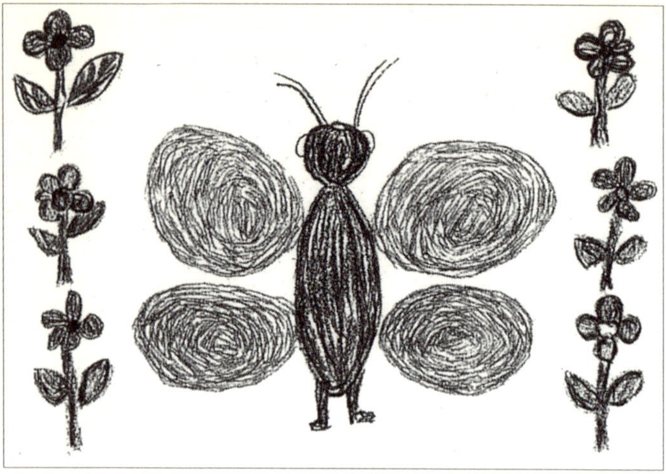

Abb. 3: Selbstbewußter Schmetterling

egal, was draußen sei, und in ihrem Kopf gebe es so einen Schmetterling nicht.

Der bunte Schmetterling entspricht so gar nicht dem Bild, das sich Monika von der Welt gemacht hat und in der auch sie, farblos wie sie ist, einen Platz hat. Ähnlich wie die Katze ist für uns der Schmetterling eine Figur, durch die uns Monika wichtige Wesenszüge offenbaren kann. Insgeheim hoffen wir, der buntgemusterte Schmetterling möge ihr zeigen, daß sie einmal daran denken könne, ihr mausgraues Äußeres abzulegen und ein wenig Buntheit in ihre Welt zu lassen.

Monika wirkt sehr nervös. Sie sagt erneut, ganz unvermittelt und wiederholt, sie mache sich weder Gedanken über das Draußen noch über ihre Zukunft. Dann überhäuft sie mich mit guten Wünschen und geht.

Ich frage mich, ob Monika jetzt versuchen wird, mir aus dem Weg zu gehen. Ich spüre körperlich die Bedrängung, die sie empfunden haben muß. Einerseits möchte sie alle Verantwortung abgeben, andererseits spürt sie mit allen Sinnen, daß sie durchaus über ihr weiteres Leben nachdenken müßte.

Gleich zu Beginn der vierten Sitzung kommt Monika auf mich zu und beginnt dann sofort, einen Schmetterling zu malen. Diesmal steht der Schmetterling auf zwei kräftigen Beinen. Für die Flügel wählte sie ein Goldgelb, welches ihr sehr gut gefiel. Es war ihr aber wohl doch zu leuchtend, denn sie verwandelte es mit einem violetten Stift in ein schimmerndes Goldgelb. Selbstbewußt steht der Schmetterling in der Mitte des Blattes zwischen bunten Blumen links und rechts (Abb. 3). Monika macht heute einen gefestigten, weniger ängstlichen Eindruck. Sie freut sich über ihr Bild und muß lachen, als ich sie auf die kräftigen Beine aufmerksam mache. Die Standfestigkeit ihres Schmetterlings scheint ihr ganz gut zu gefallen.

Wir fragen uns, ob das Gelb in den Flügeln und die kräftigen Beine schon eine Orientierung Monikas nach „draußen“ anzeigen und sind optimistisch gestimmt.

Kunsttherapie bei einer Psychose

Von Dietmar Dunker

Günther war bei Therapiebeginn 26 Jahre alt, aus seinen Familienverhältnissen gibt es nichts Auffälliges zu berichten. Schon immer fühlte er sich anders als andere – ist mit gängigen Meinungen nie konform gegangen; auch während seiner Schulzeit bot er Widerstand. Er las viel, war ideenreich und immer sehr produktiv. Nach dem Abitur ging er zur Bundeswehr, wo nach wenigen Monaten ein Freund von ihm durch einen Unfall ums Leben kam. Daraufhin verweigerte er den Wehrdienst und leistete Zivildienst in einem Altenpflegeheim.

Nach dieser Zeit veränderte sich Günthers Wesen. Er studierte noch ein Semester Deutsch und Geschichte, arbeitete dann eine Zeit lang, malte, schrieb, spielte Gitarre. Mit einem Freund zusammen plante er eine „Multimediashow". Gesellschaftlich fühlte sich Günther einer Subkultur verpflichtet, die ohne Drogen und Alkohol auskommen wollte. Gemeinsam mit einigen anderen machte er atonale Musik und Hardcore Punk.

Erste Krankheitszeichen zeigten sich bei Günther während einer früheren Tätigkeit. Er habe sich bespitzelt gefühlt, später kam noch das Hören von Stimmen dazu. Das Stimmenhören wurde zu einem Dauerzustand, wodurch Günther immer mehr in eine Welt geriet, die durch Suggestionen, Wahrnehmungstäuschungen und eigene Zwangshandlungen zu einer immensen körperlichen und geistigen Belastung führte. Um die Stimmen zu besänftigen, ist er teilweise bis zu achtzig Kilometer am Tag zu Fuß gelaufen.

In dieser Phase einer akuten Psychose kam Günther durch die Vermittlung des Sozialpsychiatrischen Dienstes freiwillig zur Aufnahme in die Klinik. Medikamentöse Therapie brachte schon nach geraumer Zeit eine erfreuliche Stabilisierung. Die quälenden halluzinatorischen Symptome gingen so weit zurück, daß er nun regelmäßiger an weiterführenden Therapien teilnehmen konnte. Kurz vor seiner Entlassung aus diesem ersten stationären Aufenthalt lernte ich Günther kennen.

Sein Erscheinungsbild ist auffällig: Er ist von Kopf bis Fuß schwarz gekleidet, bis hin zu den Fingernägeln. Seine Bewegungen sind fließend, aber auch unsicher und hastig, es scheint ihm alles nicht schnell genug zu gehen. Seine hochgradige körperliche Unruhe wird noch unterstützt durch einen leichtfüßigen, fast hüpfenden Gang, der wenig Kontakt zur Erde zeigt. Diese überschießende Tendenz wird auch im Gespräch deutlich. Seine Ausführungen sind sehr weitschweifig und betont intellektuell. Immer wieder stellt er sich ins Licht einer gewissen Erhabenheit über das Gewöhnliche, das „Spießertum", wie er es nennt. Seine Erkenntnisse, die er mir erläutert, wirken mehr vorgetragen als wirklich innerlich verarbeitet.

Arbeit mit Tonerde

In den ersten beiden Therapiestunden arbeitet Günther seinem Wunsch entsprechend mit Tonerde. Ohne sich mit dem Durchkneten des Tons aufzuhalten, modelliert er mit großem Arbeitseifer. Seine Hände scheinen dabei kaum Kontakt mit dem Material aufzunehmen. Schnell und unruhig kratzt, bohrt oder streicht er in den Ton hinein. Seine modellierten menschlichen Gestalten werden zu zerklüfteten, in sich verschlungenen Formen, die deutlich brüchig und instabil gearbeitet sind. Zu diesem Zeitpunkt drängt Günther schon auf Entlassung, um wieder bei seinen Eltern zu wohnen; er war ja schließlich freiwillig in die Klinik gekommen. Doch schlagen ihm die Ärzte vor, noch eine Zeit lang stationär zu bleiben, um sich noch mehr zu festigen.

Objektiv gesehen war die akute Krankheitsphase vorbei. Eine innere geistig-seelische Stabilität war jedoch zu diesem Zeitpunkt noch nicht erreicht, und ich beginne in meiner Arbeit mit Günther bei seinem unmittelbaren Tun anzusetzen: Ausgehend von seinem ausgeprägt hektischen und verstandesorientierten Handeln sucht er nun mit der Tonerde schrittweise zu einer bewußteren Beziehung zur eigenen Physis und zu einem objektiv wahrnehmenden Formerleben zu kommen. Günther unterstreicht seine Gestaltungen – die noch deutlich von starker Unruhe gekennzeichnet sind – mit ausgiebigen theoretischen Erklärungen.

Er wird auf eigenen Wunsch nach drei Wochen entlassen, aber eine zweite stationäre Aufnahme wird schon nach acht Wochen unumgänglich. Wieder stellen sich bei ihm quälende akustische Halluzinationen, begleitet von starken Ängsten ein. Nachdem sich durch Medikamente sein akuter Zustand nach einiger Zeit normalisiert, kann Günther wieder kunsttherapeutisch arbeiten.

Aquarellmalerei und Zeichnung

Diesmal beginnt er, mit kräftigen Aquarellfarben Figuren zu malen, die noch stark an die ersten verschlungenen Tonfiguren erinnern. Auffällig erscheinen neben den wenig leibgebundenen Gestalten auch die überdimensional großen Augen dieser Figuren. Günther sieht dies als einen Hinweis darauf, daß er sich während seiner Krankheit beobachtet gefühlt habe.

Das Malen mit Aquarellfarben macht ihm sichtlich Freude, nicht selten entstehen in einer Stunde drei, manchmal sogar mehr Bilder. Er gestaltet in ungestümer Ruhelosigkeit, sowohl sitzend als auch stehend. Alles in seinen Bildern scheint zu fließen und in Bewegung zu sein. Seine Figuren finden keinerlei Halt, stehen in keiner Beziehung zum übrigen Bildgeschehen, sie wirken im Verbund ruheloser Linien wie aufgelöst. Formen und Farben scheinen sich im Ringen um Klarheit gegenseitig zu behindern.

Bei diesem inhaltlichen wie auch farblichen Auflösungsprozeß scheint es mir wichtig, Günther in seinem ruhelosen Schaffen „die Zeichnung“ als ein strenger ordnendes Element anzubieten. So kann sich aus dem sich auflösenden lebendigen Geschehen der Aquarellfarben durch die Linie etwas Greifbares, „Haltgebendes“ entwickeln.

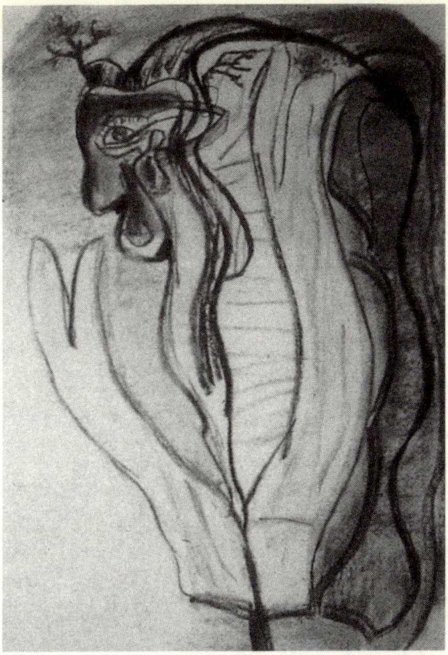

Abb. 1: Der Moosbrucker verwandelt sich in eine Pflanze

Es folgen drei mit Holzkohle gezeichnete Bilder. Sie alle zeigen eine Phantasiefigur: den „Moosbrucker“, über den Günther einmal ein Buch schreiben will (Abb. 1). Dieser „Moosbrucker“ ist für ihn ein Einsiedler, der im Wald lebt und nicht mit den Lebenseinstellungen und Meinungen der anderen übereinstimmt.

Konzentration und Durchhaltevermögen

Hier wird deutlich, wie wenig faßbar Günthers Darstellungen noch sind, wie die Bewegungen im Bild dominieren. Um ihm zu mehr Stabilität zu verhelfen, bitte ich Günther, Zeichnun-

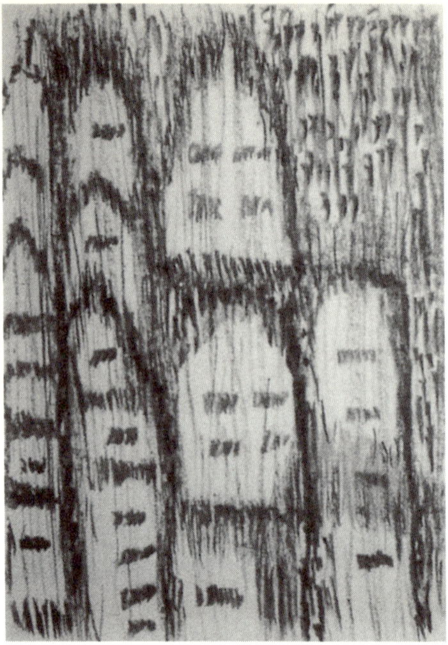

Abb. 2: Beängstigende Straßenzüge

gen in der Schraffurtechnik zu probieren. Das ist eine Strich-an-Strich-Arbeit, die dem Zeichnenden Konzentration und Durchhaltevermögen abverlangt.

In der senkrechten Schraffur, die er wählt, um Architektonisches zum Ausdruck zu bringen, entsteht nun eine Reihe von Bildern. Die Straßenzüge in den Städten, durch die er in seiner akuten Phase gehetzt war, haben für ihn etwas Sargähnliches, etwas Beängstigendes (Abb. 2). Günther arbeitet noch einige Zeit in dieser Weise weiter. Zwischendurch – und am Ende jeder Stunde – betrachten wir das Geschehen gemeinsam. Nicht nur das „Was“, sondern auch das „Wie“ gilt es zu beachten, wir richten die Wahrnehmung nicht nur auf das Bild, sondern auch auf die Gestaltungsweise. Für ihn ist es

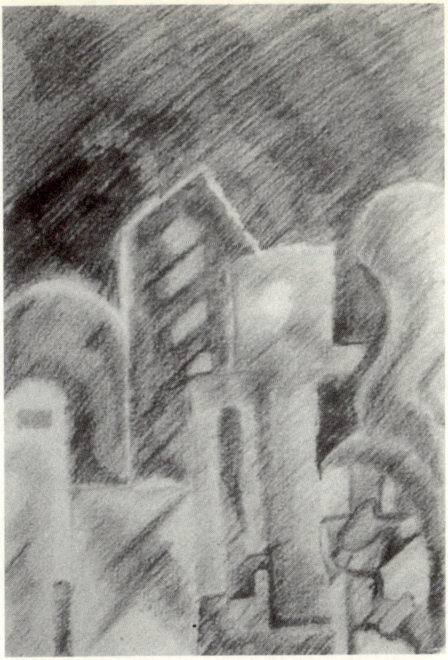

Abb. 3: Architektonische Formen

ein regelrechter Kampf, an der Staffelei stehend oder sitzend mit der Senkrechten zu arbeiten und dabei auch die eigene körperliche Senkrechte wahrzunehmen: die Linie – aus eigener Kraft – von einer flirrenden Beliebigkeit zu einer bewußten Ordnung zu führen. Günther scheint seine Unruhe in jeder Stunde zunächst in ein oder zwei Bildern abreagieren zu müssen, um dann erst, in einem weiteren Bild, eine gewisse Ordnung und Klarheit schaffen zu können (Abb. 3). Durch diese Anstrengungen bekommt er nun auch einen neuen Bezug zur Wirklichkeit: „Das ist klarer, das gefällt mir!"

Die Erlebnisse und Empfindungen während seiner Psychose verlieren im Bildgeschehen an Bedeutung, obgleich er in seinen Darstellungen immer noch Surreales mit Realem vermischt.

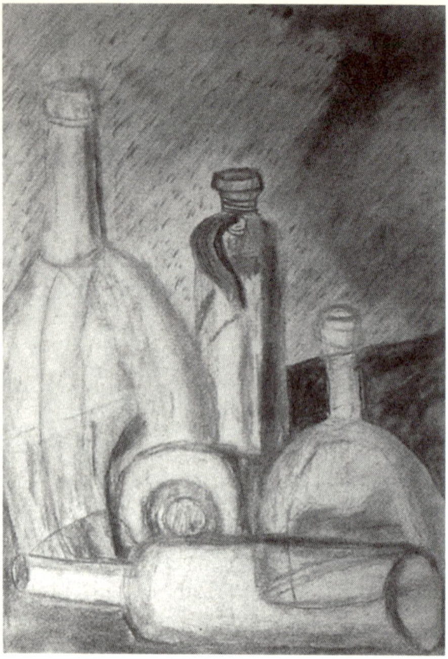

Abb. 4: Stilleben

Auch in seiner weiteren Lebensplanung, die seitens der Sozialpsychiatrischen Station nun zunehmend mit ihm besprochen wird, schwankt Günther noch stark zwischen Vorstellungen und realen Möglichkeiten.

Im weiteren Therapieverlauf wird deshalb ein Ansatz zur Unterstützung einer realistischen Selbsteinschätzung und Gegenstands-Wahrnehmung wichtig, um ein klares Gefüge von Innen- und Außenwelt zu entwickeln. Um diesen Bezug herzustellen, arbeitet Günther von nun an mit Dingen, die er sich aus seinem Umfeld bewußt sucht und die ihm wichtig sind. Er greift dabei zu verschiedenartigsten Gegenständen: vom eigenen Schuh über Früchte bis hin zu Flaschen oder ganzen Innenraumdarstellungen (Abb. 4).

Am Ende der Therapie zeigen die nun von der Krankheit losgelösten Themen eine sichtbare Wandlung. Wesentlich erscheint jedoch, daß Günther – der sich bis dahin zu einer Subkultur und zu „chaotischen“ Lebensformen hingezogen fühlte – die positive Erfahrung von harmonisierenden und ordnenden Bildelementen machte. Die Entwicklung in der langen Reihe seiner Bilder wird ihm immer stärker bewußt.

Das Ziel dieser vier Monate währenden stationären Therapie lag also zunächst primär in der Festigung der Persönlichkeitsstruktur und in der Hinführung zu realen Lebensbezügen. Aus der Sicht des Therapeuten könnte eine weiterführende ambulante Therapie über einen längeren Zeitraum diese positive Entwicklung sicherlich noch vertiefen und so zu noch mehr Stabilität beitragen, denn das Entwickeln harmonisierender Lebensgrundlagen ist für Menschen, die von Spaltungsprozessen bedroht sind, besonders wichtig. Voraussetzung dazu ist vor allem, sich von einem Geschehen fernzuhalten, das von Spaltung lebt und zur Spaltung führt.

Würde man einen psychisch kranken Menschen allein oder unter Anweisung nicht ausgebildeter Therapeuten arbeiten lassen, so bliebe das Bildgeschehen auf der Ebene einer symptomatischen Darstellung seiner Krankheit stehen. In den einzelnen Arbeiten wäre die Krankheit nur dokumentiert. Die Einbindung in ein Gesamtgeschehen, dessen Entwicklung nicht als zufällig, sondern als beeinflußbarer Prozeß angesehen wird, ist hier vorrangig. Der bewußte Verzicht auf eine analytisch-diagnostische Auswertung des Einzelbildes ermöglicht in dieser Therapieform eine Objektivierung der bildnerischen Mitteilung. Der Patient erhält so die Möglichkeit, sich selbst aus einem anderen „Blickwinkel“ zu erleben und an sich zu arbeiten. Im Vordergrund des therapeutischen Prozesses steht also nicht primär ein „Konflikt“ oder „Defekt“, sondern das Wesen des Menschen in seiner Gesamtheit von Körper, Geist, Seele und Leben.

Hugo K. – Porträt eines schizophrenen Künstlers

Von Norbert-Ullrich Neumann

„Meine Seele starb, als meine geliebte Annemarie am 29. Februar 1956 nach einem Skiunfall ums Leben kam. Was sollst du nun machen, da du tot bist und die alte Welt mit dir untergegangen ist?" Was sollte er machen, der achtundzwanzigjährige Ziegeleibesitzer Hugo K., dessen Leben bis dahin in eher ruhigen, scheinbar gesicherten und bürgerlichen Bahnen verlaufen war? Zunächst, so fühlte er, war er einer, der weiterlebte, obwohl er seelisch gestorben war, und dessen Verstörtheit die Umgebung nicht verstand. Er lebte für sich und gab auf alltägliche Fragen keine Antwort, kümmerte sich nicht mehr um die Welt und die anderen. Man hatte ihn wie einen „Zombie" lebendig begraben und doch „mit Schweinefleisch durchgefüttert".

Es war Geisterliebe, die ihn wieder zum Leben brachte, und die Einsicht, daß er als Begrabener nichts Neues gestalten könnte. Seine Geliebte war tot, und die alte Welt war untergegangen. Er wollte sie wiederfinden und suchte sie im Weltall, auf anderen Planeten und auf anderen Sonnen. Er mußte sich wappnen für diese abenteuerliche Reise und beschloß, eine neue Welt zu erschaffen: Er wollte vom früheren „Ziegelbauer" zum „Galaxenbauer" werden. Er glaubte, sich auf dem Mars aus eisenhaltigem Ton wieder selbst erschaffen zu haben. „Ich war ein Marsmensch, der am Tage und in der Nacht in seiner Hölle wie ein Ziegel brannte." Er hatte schon Tausende von Ziegeln gebrannt. Die normalen Ziegel erreichen ihre Reife bei 1000° C, die „Weiber" unter ihnen schmolz er bei 2000° C zu Ziegelschrott, „Eiserne Ladys" hat er nie gebrannt, denn diese sind nur „als Gebirge und zur Weiterverarbeitung zu gebrauchen, und die Kundschaft will sie nicht haben".

In diesen Gedanken verfangen, fand er in seiner Schwester Maria eine „eiserne Lady“, die sich das nicht gefallen lassen wollte und ihn deshalb in „Klapsmühlen“ steckte. Der „Galaxenbauer“, der sich in der alten Welt nicht mehr zurechtfand, kam 1956 zum erstenmal und dann immer wieder in psychiatrische Kliniken. Aber ärztliche Kunst, so denkt Hugo K., muß an ihm versagen, denn er ist nur ein Toter unter Lebenden, einer, der den Tod mit aller Wucht und Heftigkeit erleben mußte. Er lebt auf seinem selbst erschaffenen Planeten und flüchtet sich immer wieder dorthin, wenn ihm der Brand eines neuen Sternes zu mißglücken droht. Das normale Arbeiten, das Reisen, das Tennisspielen und Segeln hat er aufgegeben, alles Frühere interessiert ihn nicht mehr. In der Familie versucht man vergeblich, ihn aus seinen Gedanken zu reißen, und auch „die besten Psychiater der Welt“ vermögen es nicht, bis heute. Er ist ein „Ton-Ingenieur“, der sich nur für das Sonnenbauen interessiert und dabei das alltägliche Leben vergißt, bis heute.

Während der ersten Klinikaufenthalte Ende der fünfziger und Anfang der sechziger Jahre schuf Hugo K. noch sehr wenige Bilder, war aber in Gedanken unermüdlich mit der Reise durch das All und der Erschaffung einer neuen Welt beschäftigt. Seine ersten Bilder heißen ‚Super Nova‘ (Abb. 1) – zu der er verkündet: „Im Nichts implodieren Gaswolken, und Materie mischt sich mit Antimaterie“ –, ‚Nova‘, ‚Milchstraßensystem‘, ‚Galaxe-Pinscher gepinschert‘ (Abb. 2) – zu dem es heißt: „Ich habe die Schöpfungsgeschichte in der Jetztzeit erlebt, weil Zeit und Raum keine Rolle spielen“ – und ‚Sonne‘. In seinen Bildern weniger, in Gedanken um so mehr befaßte er sich damals mit Bomben, Atombomben, Wasserstoffbomben, Tod und Zerstörung. Die Kuba-Krise erlebte er in einer renommierten Schweizer Klinik. Es sind phantastische, schreckliche, psychotische Erlebnisse, die sich auch in den Jahren danach ständig wiederholen. Hugo K. ist offenbar ein sehr schwieriger Patient. Er neigt zu Gewalttätigkeit und muß tagelang isoliert werden, erst nach Monaten ist er der Realität wieder etwas näher.

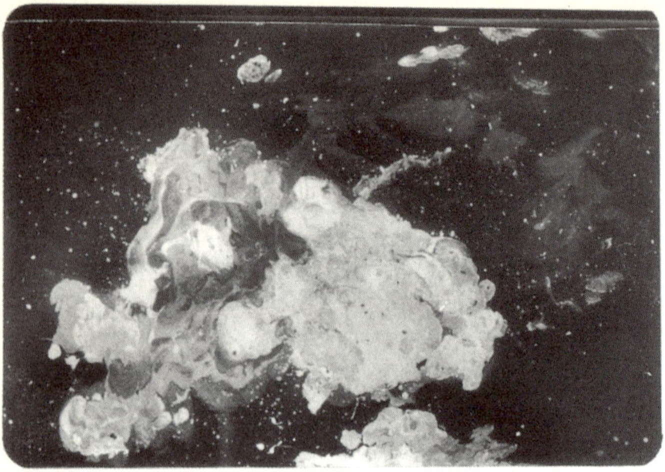

Abb. 1: Super Nova

Hugo K. erzählt eine typische Episode: „Dottore C. war, als die Hähne krähten, aufgestanden und hatte Professor B. informiert, daß ich noch lebte. Professor B. war der Chef des Schweizer Klosters, in das ich Jahrtausende gesperrt war. Dieser informierte Siegfried M., der berechtigte Angst vor mir hatte, weil er mich einmal stundenlang in diesem vornehmen Hotel eingesperrt hatte, in dem früher die verrückten russischen Zaren abstiegen. Nun wollte Dottore C. mich, Ivan den Schrecklichen, beruhigen. Ich hatte ihn nämlich hypnotisiert und die Untertassen in der Küche fliegen lassen. Ich sagte ihm, wir leben jetzt auf dem Mars, fliegen zur Erde und überreden die Amerikaner, den blöden Atomkrieg einzustellen. ... Die Quäkerin machte Panikstimmung, sie erzählte überall, daß in den Nachrichten der Airforce vom unvermeidlichen Atomkrieg die Rede war. Sogar Sammy, der Mischlingsjunge, war verstört. Ich tröstete ihn und sagte, daß er als zukünftiger Astronaut vor der Atombombe nicht in die Hosen machen dürfe. Ich hatte in der Zelle, als Jahrtausende niemand zu mir kam, größere Angst ausgestanden, weil ich glaubte, ewig im

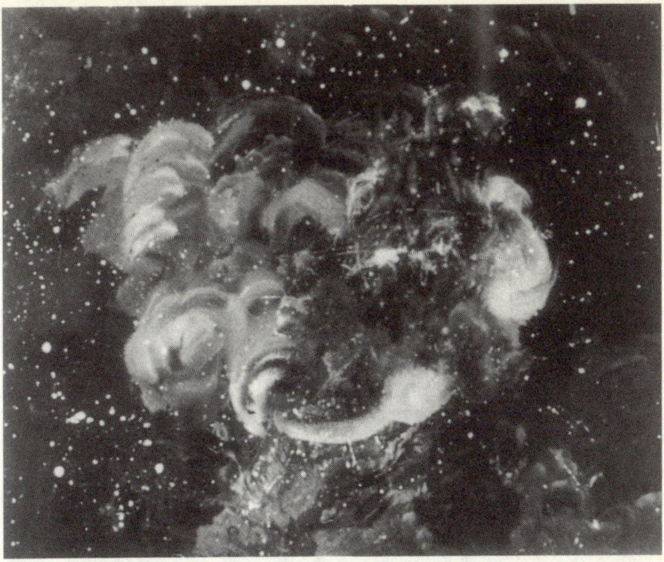

Abb. 2: Galaxe-Pinscher gepinschert

All bleiben zu müssen. Es war die Angst eines Gottes, der sich nicht sicher war, ob seine neuen Sterne, die er fabriziert hatte, jemals wieder von Menschen bewohnt werden würden. ... Ich sah nur eine runde Scheibe im Loch der Zellentür und dachte, dies sei ein schwach erleuchteter Mond oder eine ferne Sonne. Ich erlebte Bewußtseinsspaltung im wahrsten Sinne des Wortes. Mein körperliches Ich war an die Zelle gefesselt, mein zweites Ich lebte auf Sonne, Venus, Mars und neu entdeckten Planeten."

Wahn und Wirklichkeit sind in Hugo K.s Leben und in seinen Bildern gänzlich verschmolzen, und er bleibt oft dem Außenstehenden vollkommen unverständlich, etwa wenn er errechnet: „Da das Mondplutonium sechs Milliarden Jahre Sternzeit im Tresor lagert, erhöht sich der Selbstkostenpreis für einen Batzen Mondplutonium auf 33 Schweizer Franken jährlich, denn billiger wird zur Zeit auch die NASA nicht sein."

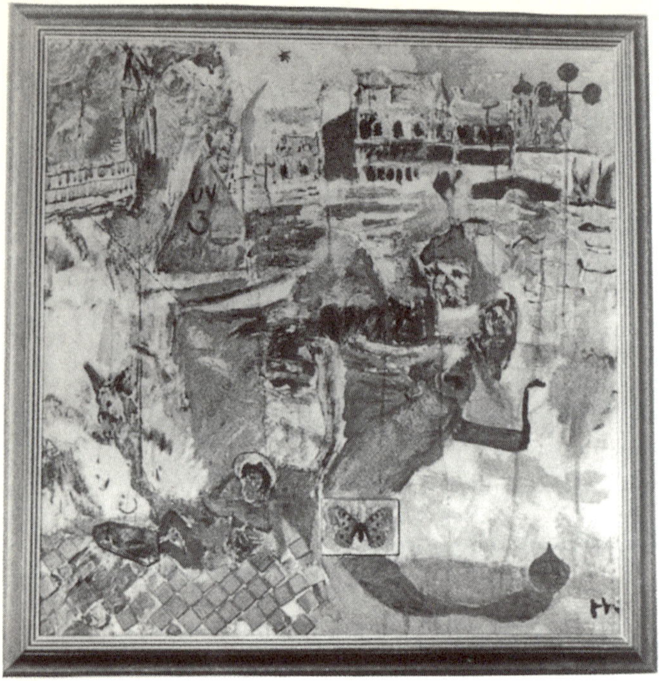

Abb. 3: Die ins Wasser gefallene Hochzeitsreise nach Venedig

Der Herr vom anderen Stern

Gänzlich unverständlich sind die meisten seiner ersten Bilder allerdings nicht. Es sind ursprüngliche, originelle Werke, kosmische Ereignisse in Form und Farbe, nicht nur surrealistische Metaphern oder profane Illustrationen. Sein allerestes Bild, das er ‚Die ins Wasser gefallene Hochzeitsreise nach Venedig' nennt (Abb. 3), zeigt noch keine Sterne, keine Raketen und keine Astronauten. Insgesamt mutet es surrealistisch an, denn es vermengt naturalistische mit verzerrten Gebäuden und Gebäudeteilen, ein Segel, Schiffs- und Gondelelemente, Wasser, Fratzen, abstrakte Gebilde und als Collage einen Heuhüpfer und einen Schmetterling. Hugo K. meint zu diesem Bild: „gemalt in der Trauer um die verstorbene Braut Annemarie“ und berichtet: „Das mit Herzblut gemalte Bild brauchte fast zehn Jahre bis zur Fertigstellung.“ Der Künstler sieht sich in der Collage des Heuhüpfers, seine Braut durch den Schmetterling symbolisiert. Beide Collagen wurden erst 1964 in Kaufbeuren hergestellt. Das Bild hängt im Geburtshaus des Künstlers: „Wert 200 000 Mark.“ Dies drückt seine Wertschätzung, nicht so sehr den Preis des Bildes aus, denn im Prinzip ist es unverkäuflich. Hugo K. hat Bilder verkauft, aber nicht für Tausende, eher für Hunderte oder noch weniger. ‚Die ins Wasser gefallene Hochzeitsreise nach Venedig‘ ist eines der teuren und billigen Bilder sogleich. Bei den Preisen seiner Werke ist K. manchmal ganz pragmatisch, oft ganz der „Herr vom anderen Stern“, wie im Leben überhaupt. Die frühen Bilder sind ihm fast alle viel wert. Die ‚Super-Nova‘ soll eine Milliarde Dollar kosten, der ‚Galaxe-Pinscher gepinschert‘ 500 000 Mark, die ‚Nova‘ eine Million Mark. Mit solchen Preisvorstellungen macht Hugo K. diese Bilder im Prinzip unverkäuflich. Würden die Beträge tatsächlich gezahlt werden, würde er einerseits damit die Raumfahrt und den Umweltschutz fördern, andererseits in Gemüseanbau und Recyclingindustrie auf dem Mond investieren wollen.

Alle Bilder von Hugo K. haben Namen, manchmal verwechselt er die Titel. Wieviele Bilder er gemalt hat und wo sie im einzelnen verblieben sind, weiß er selber nicht ganz genau. Es besteht kein vollständiger Katalog, ein professioneller schon gar nicht. Sein selbstgefertigter Katalog aus Farbfotos, Texten und Preisen ist ähnlich skurril wie seine Bilder und seine Gedanken und eigentlich auch schon wieder ein Werk für sich. In den siebziger und neunziger Jahren werden es mehr und mehr Bilder, werden sie kleiner und billiger. Sie sind mit Acryl gemalt oder gesprayt, auf Holz, Blech und Pappe, sie heißen ‚Inferno der Wasserstoffverbrennung‘, ‚Tennisspieler in der Mondhalle‘, ‚Einarmige Galaxie‘ oder ‚Liebespaar auf einer Sonne‘ und kosten zwischen 200 und 700 Mark. Nach wie vor versieht er die Bilder mit Kommentaren wie dem folgenden:

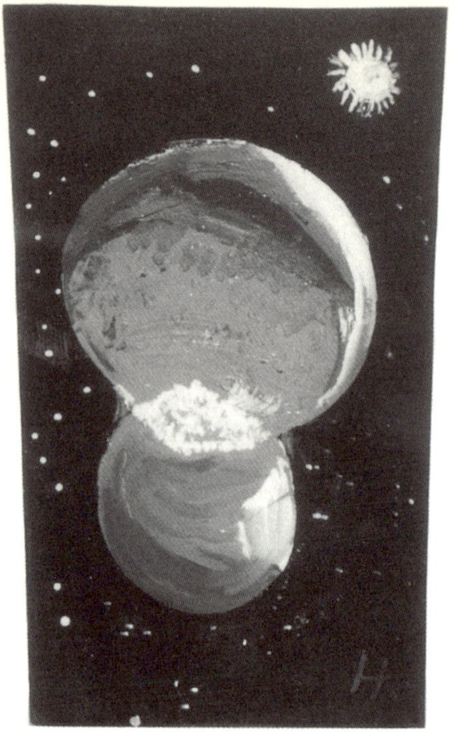

Abb. 4: Liebespaar auf einer Sonne

„Die Materie auf der Sonne ist energiegeladen und die Geister berauschten sich ursprünglich an der Sonnenenergie" (Abb. 4). Lange Zeit bleiben K.s Bilder der Öffentlichkeit völlig verborgen. Er stellt nicht aus, verkauft nicht, und niemand scheint sich für die „grotesken Machwerke" des verworrenen Schizophrenen, der sich selbst für einen Künstler hält, zu interessieren.

Nicht nur darin, sondern auch sonst hat die K.sche Realität nichts Großartiges. Er kann schon lange nicht mehr seiner früheren Arbeit nachgehen, Schulden haben sich angehäuft, die Ziegelei mußte verkauft werden, er lebt in sehr bescheidenen Verhältnissen bei seiner Halbschwester, die ihn erträgt, so gut sie kann. Sie kann nicht immer. Hugo K. belästigt Banken und Behörden als „Ignatius Fugger" und möchte Milliarden an Inflationsgeld für Müllverbrennungsanlagen auf dem Mond einlösen, denn bei der Verbrennung soll Gold entstehen.

Ab Mitte der siebziger Jahre befindet er sich immer wieder in einer Günzburger Klinik. Leute, die ihn nicht kennen, erschrecken vor seiner massigen Gestalt und seinen vehementen, grotesken, nie endenwollenden Phantasien. Nach und nach akzeptieren sie ihn als phantastischen Sonderling und schätzen ihn auch ein wenig. Mitte der achtziger Jahre scheint er zu einer gewissen Berühmtheit zu gelangen. Ein früherer Freund und Filmemacher interessiert sich für sein Leben und seine Bilder. Mit den Hauptdarstellern Hugo K. und Karin Baal wird seine Lebensgeschichte unter dem Titel ‚Der Galaxenbauer' verfilmt. Es ist ein phantastischer Streifen, verworren wie K.s Leben und schwer verständlich für alle, die wenig Phantasie haben oder die Welt der Schizophrenen nicht kennen. Der Film wird im ZDF ausgestrahlt, große oder anhaltende Resonanz bleibt aber aus. Keine Koryphäe aus dem Kunstgeschäft fragt nach K.s Bildern. Er findet lediglich ein paar interessierte Laien, die ihm zu Ausstellungen in der Provinz verhelfen. Für Größeres fehlt es an Geld und auch am allgemeinen Interesse. Wieso nicht auch er zum Beispiel in München im Haus der Kunst ausstellen kann, vermag Hugo K. nicht einzusehen, da er doch Millionen Reichsmark besitzt, also Geld genug, und Picasso und van Gogh im Vergleich zu ihm Stümper sind. Er malt weiter, die Bilder heißen ‚Geburt einer Galaxe', ‚Arbeit auf dem Mond' oder ‚Milchstraßensystem' und kosten 282, 150 oder 84 Mark. Gekauft wird dennoch sehr wenig.

Hugo K. aber träumt von einem „großen, wertvollen Katalog und einer großen Ausstellung". Ab Herbst 1994 wandern einige wenige und längst nicht die besten Werke mit einer Ausstellung anderer Patientenbilder unter dem Schlagwort „Kunsttherapie" durch mehrere bayerische Städte. Ein besonderes Interesse an Hugo K. als Künstler entsteht auch dadurch nicht. Dies war auch nicht zu erwarten, denn die falschen Bilder werden im falschen Kontext gezeigt, nämlich Bilder eines vielleicht künstlerischen Schizophrenen. Eine Wertung der Bilder Hugo K.s ist wohl nur dann möglich, wenn man sie als höchst originelle Werke eines schizophrenen Künstlers sieht. Als Künstler will Hugo K. gesehen werden, und man kann ihn so sehen und muß dazu nicht einmal den durchaus gewagten Aphorismus von Hermann Hesse bemühen, der da lautet: „So wie die Verrücktheit in einem höheren Sinne der Anfang aller Weisheit ist, so ist die Schizophrenie der Anfang aller Kunst aller Phantasie."

Mit Kunsttherapie im eigentlichen Sinne, nämlich damit, daß unter fachmännischer Anleitung und Beobachtung gestaltende Mittel therapeutisch eingesetzt werden, hat die Malerei von Hugo K. nichts zu tun. Er malte immer aus eigenem Antrieb. Er besitzt eine ursprüngliche künstlerische Gestaltungskraft, vielleicht weniger eine ausgesprochene Begabung, denn dafür fehlt den Bildern die formale Eleganz. Seine Gestaltungskraft nützte er eine Zeit lang zu einem, wenn auch unvollkommenen, Selbstheilungsversuch. Daher sind die frühen Bilder K.s, geschaffen in einer Zeit hoher emotionaler Anspannung und großer existenzieller Bedrohung, auch besonders originell und ausdrucksstark. Sie sind Ergebnisse eines verzweifelten Versuchs, das Ich zu retten und die Wirklichkeit neu zu ordnen und aufzubauen. Die Bilder werden nach und nach trivialer und routinierter, farblich und formal manchmal geradezu kitschig. So spiegelt sich der Wandel im psychotischen Erleben und Verhalten, von höchster Erregung in den Anfangsjahren der Krankheit von Hugo K. zu sich ständig wiederholenden, kraftlosen Paralogien im späteren Verlauf, auch in K.s Malerei wider.

Als dieser Beitrag geschrieben wurde – Ende 1994 – hatte Hugo K. gerade einen „Herzinfarkt geschossen bekommen durch Persilkugeln im Fernsehen" und war wieder einmal in der Nervenklinik. Nachdem er sich etwas erholt hatte, erkundigte er sich wieder und wieder nach dem derzeitigen Verbleib seiner Bilder, dem Termin der nächsten Ausstellung und den Millionen, für die er glaubte seine Bilder versichert zu haben. Man konnte ihm keine befriedigende Auskunft geben.

Ein hoffnungsloser Fall? Kunsttherapie mit einer chronisch depressiven Patientin

Von Flora von Spreti

„Ich bin ein hoffnungsloser Fall." Dieser Satz der vierunddreißigjährigen, depressiven Patientin Beate ist mir von all ihren Äußerungen am deutlichsten in Erinnerung geblieben. Besonders in der ersten Zeit ihres neun Monate langen stationären Aufenthalts war dies ihre tägliche Mitteilung, manchmal mit dem Unterton: „Bemüht Euch ruhig um mich, ich weiß, daß ich nie mehr gesund werde."

Die lange Zeit ihres – und unseres – Kampfes gegen Destruktion, Autoaggression und Todesgedanken, gegen Depression und Hoffnungslosigkeit war aber auch begleitet von einem starken und unermüdlichen Verbündeten gegen die Krankheit: Es war ihre Fähigkeit, in Zeiten, in denen sie sich verbal nicht mitteilen konnte, über das Malen und Zeichnen Kontakt herzustellen und dies mit beeindruckender gestalterischer Begabung. Ohne ihre Möglichkeit, sich über das Bild auszudrücken und ihre Gefühle sowie inneren Zustände verstehbar und nachfühlbar zu machen, hätte ich vor der Macht dieser Erkrankung vielleicht ebenfalls Beates Statement zustimmen müssen: ein hoffnungsloser Fall!

Als diese Patientin, Beate, zu uns kam, hatte sie bereits eine sechsjährige Leidensgeschichte hinter sich. Kurz nach der Heirat ihres älteren Bruders hatte die damals Achtundzwanzigjährige wegen ihrer vielen somatischen Beschwerden, Kopf- und Gliederschmerzen, Schlafstörungen und infektiösen Erkrankungen, ihre Arbeitsstelle als Grafikerin aufgegeben. Ihr Erschöpfungszustand bewog sie, wieder nach Hause zu ihrer Mutter zurückzukehren. Dort geriet sie nach kurzer Zeit in einen Zustand völliger Antriebslosigkeit. „Ich habe keine Freude mehr am Leben gehabt und keine Hoffnung für die Zukunft", erzählt sie; und sie gab sich selbst die Schuld, weil „ich von Anfang an alles falsch gemacht habe". Das Leben war für sie sinnlos geworden, und der Tod schien der einzige Ausweg zu sein. Als diese Suizidgedanken immer drängender wurden, erfolgte die Einweisung in eine Klinik, der sich mehrmonatige Aufenthalte in psychiatrischen Krankenhäusern und in psychotherapeutischen Einrichtungen anschlossen. Längeren Erfolg hatte keine der Behandlungen.

Auf der Akut-Station unserer Klinik, einer geschlossenen Abteilung, ist die tägliche Kunsttherapie fester Bestandteil im Behandlungsangebot. Die Gruppe ist für alle Patienten der Station offen, und an manchen Tagen beteiligen sich über zwanzig Personen. Einige sind aufgrund ihrer Erkrankung nicht imstande, länger als ein paar Minuten teilzunehmen, andere nähern sich dem Malen vorsichtig, indem sie erst einmal einige Tage zusehen. Es gibt aber immer zirka zehn Teilnehmer, die regelmäßig und über die gesamte zweistündige Therapiezeit mitarbeiten. An das Gestalten schließt sich eine etwa vierzigminütige Besprechung an, in der jeder zu Wort kommt, der über sein Bild, seine Stimmungslage oder die Arbeiten der anderen sprechen möchte. Zu diesen Besprechungen finden sich die meisten Patienten der Station ein, dazu häufig Pflegepersonal und Ärzte.

Eines Morgens sitzen zwei neue Patientinnen in der Gruppe. Beide sind Ende zwanzig, zierlich und blaß. Die eine hat ein glattes, sehr verschlossenes Gesicht; das der anderen erinnert an eine tragisch verzerrte Maske. Diese zeichnet gerade mit einem schwarzen Ölkreidestift einen kahlen, zerrupften Baum mit abgebrochenen Ästen und dünnem Stamm auf's Blatt. Die zuerst genannte stille Patientin sitzt untätig und teilnahmslos dabei, bis ihr Blick auf den Baum der anderen fällt. Lange schaut sie ihn an, dann setzt sie vorsichtig mit Buntstift eine kleine rote Blume an den Fuß des Baumes und fällt wieder in ihre Lethargie zurück. Ihr eigenes Blatt bleibt leer.

Die Lebensgeschichte der Beate

Beate wurde als mittleres von drei Kindern in einem Dorf in Süddeutschland geboren. Ihr Vater bewirtschaftete einen kleinen Bauernhof. Beates zwei Jahre jüngerer Bruder blieb, auch als er verheiratet war, auf dem Hof, der um fünf Jahre ältere Bruder hingegen besuchte das Gymnasium und ließ sich später als Anwalt in der Stadt nieder.

Sehr bald nach Beates Geburt erkrankte der Vater an einer Knochentuberkulose, mußte zu Hause gepflegt werden und war mit seinem schweren Leiden, um das sich alles drehte, der unumstrittene Mittelpunkt der Familie. Aber auch die Mutter wurde krank, war oft am Ende ihrer Kräfte, weinte viel und mußte trotzdem die Kinder versorgen, die Hauptarbeit in der Landwirtschaft leisten und zusätzlich ihren kranken Mann pflegen. Das sei alles zu viel für ihre Mutter gewesen, berichtet Beate, und so habe sie schon als Kind versucht, der Mutter zu helfen, wo sie nur konnte. Sie sei ein sehr schüchternes und stilles Mädchen gewesen, sehr brav und folgsam. Andernfalls wäre sie zu einer zusätzlichen Belastung für die Mutter geworden. Als Sechsjährige schon habe sie oft große Angst gehabt, daß die Eltern sterben könnten, ganz plötzlich, durch Blitzschlag zum Beispiel. Diese Angst habe sie nie verlassen, obwohl ihr Vater nun schon lange tot sei.

Beate war bei dessen Tod 19 Jahre alt. Seit ihrem 17. Lebensjahr litt sie an vielfältigen körperlichen Beschwerden. Ihre erste Beziehung zu einem Freund hatte Beate ebenfalls in diesem Alter. Der Vater habe den Freund aber nicht gemocht, und obwohl sie selbst ihn sehr gern gehabt habe, hätte sie mit ihm Schluß gemacht. Viel später dann hatte sie eine zweite Freundschaft, die sie nach kurzer Zeit beendete. Im Gegensatz zum jüngeren Bruder, zu dem schon von jeher kaum Kontakt bestand, fühlte sich Beate zum älteren hingezogen. Sie besuchte wie er das Gymnasium, und da sie künstlerisch begabt war, absolvierte sie eine Lehre als Grafikerin. Ihr älterer Bruder hatte damals versucht, sie aus der Enge der familiären Bindung und des dörflichen Lebens herauszuholen. Er nahm sie häufig zu Veranstaltungen mit und bemühte sich, sie in seinen Freundeskreis zu integrieren. Als er heiratete und Vater wurde, lokkerte sich die enge Beziehung zu Beate.

„Malen kann ich nicht ..."

Das erste Gespräch zwischen Beate, ihrem behandelnden Arzt und mir verlief sehr einseitig. Außer der Mitteilung, daß „alles keinen Sinn" habe und sie „ein hoffnungsloser Fall" sei, war sehr wenig von ihr zu erfahren. Stumm und unglücklich saß sie mit zusammengepreßten Lippen und in sich verschlungenen Händen auf der vordersten Kante des Stuhles, den Blick auf den Boden gerichtet.

Und doch hatte zwischen Beate und mir schon etwas begonnen: Sie hatte sich mit ihrer malerischen Äußerung ins Spiel gebracht. Sicherlich in kein heiteres, eher ein langes, schweres Spiel von Leben und Tod, von Einsamkeit, Not und Hoffnungslosigkeit, ein Spiel mit unklarem Ausgang. Mit der kleinen roten Blume auf fremdem Terrain hatte sie dieses Spiel eröffnet. Und war es nicht von jeher ihre Aufgabe gewesen, die Not der anderen zu erspüren, das eigene Unglück aber nicht wahrnehmen zu dürfen und selbst nur als helfende „Nicht-Last" da zu sein?

Beate ist wieder zum Malen gekommen – ein neuer Tag, ein neuer Anfang. „Ich weiß nicht, ob ich überhaupt noch etwas tun kann, und besonders malen kann ich nicht". Sie spricht leise, langsam und eintönig. In ihrem Zweifel, ob sie überhaupt noch etwas kann, spüre ich den Anspruch, alles sehr gut machen zu wollen: „Wenn ich schon male, dann muß es besonders gut gelingen."

Wie kann ich sie von diesem Anspruch entlasten? Spürbar ist, daß sie sich unwert und unfähig fühlt. Vielleicht empfindet sie mein Angebot, nur eine Farbe, die ihr wohltut, aufs Papier zu bringen, als Kränkung. Vielleicht nimmt sie an, daß ich ihr nun gar nichts mehr zutraue. Beate schaut mich nicht an, hält den Blick zum Boden gesenkt. Ich spüre einen unangenehmen

Druck in mir, als dürfe ich jetzt ja nichts falsch machen, als würde dieser eine Augenblick alles entscheiden. Ich setze mich neben sie, schaue sie an und nach einer geraumen Zeit des Schweigens teile ich ihr meine Gedanken und Gefühle mit. Ein kurzer Blick streift mein Gesicht, dann senkt sie den Kopf und beginnt, mit leiser, monotoner Stimme zu sprechen: „So geht es mir auch, ich weiß, ich muß etwas tun, jetzt und sofort, und zwar das Richtige, und ich weiß nicht, was das Richtige ist. Dann ist es wie ein Blockade in mir, und ich kann gar nichts mehr. Das ist besonders schlimm jetzt beim Malen – und das ist doch etwas, was ich können müßte. Das Zeichnen ist doch mein Beruf – und nun sitze ich da und bin schlechter als alle anderen ..."

So sitzen wir eine ganze Weile nebeneinander. Es scheint ihr gut zu tun, daß ich nicht sofort besser weiß als sie, was ihr helfen könnte. Sie richtet sich ein wenig auf, ich lege ihr ein Blatt Papier hin und sage zu ihr: „Es kann wirklich sein, daß Sie jetzt nichts tun können, zwingen Sie sich nicht dazu. Sie leisten genug, wenn sie das Gefühl aushalten, gar nichts mehr zu können. Dazu braucht es viel Kraft, und es ist heute vielleicht noch zu früh, schon zu malen ..." Durch das Ansprechen der zeitlichen Dimension versuche ich, eine kleine Struktur in die Unendlichkeit ihres depressiven Lebensgefühls zu setzen. Und paradoxerweise geschieht nun das, was Beate sich nicht zugetraut hatte: Sie malt! In sich versunken, ohne Blick auf ihre Umgebung, ist sie ganz dem Gestalten hingegeben.

Der Wunsch, einen Wald zu malen, kam aus der Gruppe. Die Assoziation dazu: Der Märchenwald, verzaubert, verwunschen, unheimlich. Kindheitsängste tauchen auf und Kindheitsträume. Verirren im Wald, Ausgesetzt-Sein im Dunkeln, Räuber, wilde Tiere und Gefahren. Das Waldsterben wird zum Thema, der Waldbrand und der Urwald. Aber auch das wehmütige Erinnern einiger Patienten an Spaziergänge durch den Wald, an den wohltuend weichen Boden, das milde Licht, das wie durch Kirchenfenster in das Waldesdunkel fällt.

Auch Beate hat ihre eigene Vorstellung davon, was mit den Bäumen des Waldes geschehen kann. Als sie mir am Ende der

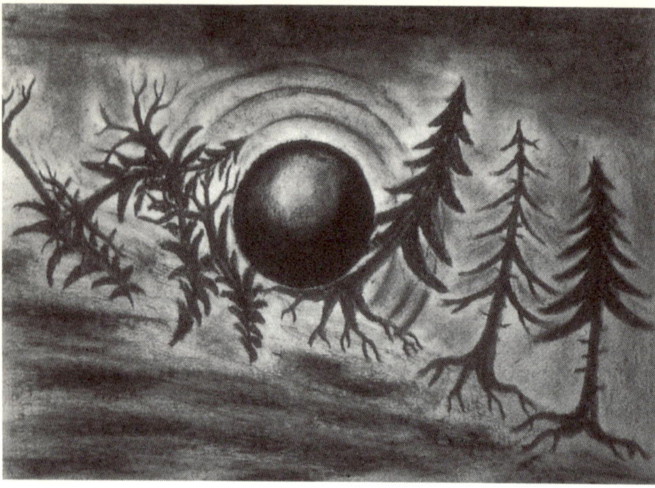

Abb. 1: Die rollende Kugel

Sitzung ihr Bild (Abb. 1) zeigt, beobachtet sie genau meine Reaktion. In mir sind zwiespältige Gefühle, als ich das Blatt betrachte: Eine große, schwarze, plastisch gestaltete Kugel rollt eine schräge Ebene hinunter und reißt dabei die dort wachsenden Bäume nieder. Der Boden ist von lehmigbrauner Farbe, sieht wie ausgedörrt aus. Dunkle Furchen durchziehen die Erde, ein dunkelgrauer Himmel, der nach unten heller wird, überspannt das Szenarium. Die Kugel in der Mitte des Abhanges hat schon vier Bäume auf der linken Seite umgerissen, die Wurzeln zeigen nach oben. Gerade ist sie an den Fuß des nächsten Baumes geprallt und wird auch diesen noch und die zwei übrigen niederreißen. Es sind Tannen, die vorletzte, noch stehende, scheint schon verdorrt. All dies ist sehr gekonnt und klar gestaltet, und mein zwiespältiges Gefühl kommt gerade daher: Wie soll ich ihr einerseits meine Freude über die malerische Qualität des Blattes vermitteln, auch um ihr das Gefühl zu nehmen, gar nichts mehr zu können, andererseits aber mein Erschrecken über die destruktive Gewalttätigkeit des Bildgeschehens ansprechen? Als ahne sie meinen Zwiespalt, erklärt sie mir: „Diese Kugel ist unaufhaltsam, sie wird alles vernichten, was ihr im Wege steht." Meiner Bemerkung dazu, daß es eine so gekonnt gezeichnete Kugel sei, begegnet Beate mit dem Zusatz: „Aber tödlich!" „Ja", antworte ich. Und als müsse sie noch genauer erklären, was doch schon deutlich ist, sagt sie: „Sie hat schon so viel zerstört, und es geht immer so fort." Auf meine Frage, ob die Kugel in sich etwas verberge, zuckt sie mit den Schultern. Ich schaue in ihr verschlossenes Gesicht, und mir fällt eine gewisse Härte und Unerbittlichkeit auf, die ganz im Gegensatz zu ihrer kindlich zarten Gestalt steht. Beate ist Kugel und Baum zugleich, Täter und Opfer. Plötzlich entsteht ein erster direkter Blickkontakt, und es scheint, als hätten wir uns verstanden.

Gegen die Krankheit malen

Von da an kommt Beate jeden Tag. Mit Ausdauer und einer unbeirrbaren Entschlossenheit malt sie gegen ihre Krankheit an, als ginge es um ihr Leben. Sie gestaltet ihre eigenen und die gemeinsamen Themen, die sich aus der Gruppe ergeben. Immer wieder ist die Spirale ein wichtiges Objekt für sie. Zu der Bemerkung eines Patienten, Beates Spirale sehe wie eine Kreissäge aus, meint sie später: „Das war genau das Gefühl in meinem Inneren, es war, als drehe sich eine gezahnte Scheibe in rasender Geschwindigkeit in mir und zerfetze alles."

In dieser ganzen Zeit sprechen wir kaum miteinander, und meine Aufgabe besteht vor allem im „Da-Sein", im Verstehen und Nach-Empfinden ihrer inneren Zustände, die sie so klar im Bild ausdrücken kann. Auch spürt sie wohl deutlich meine Anerkennung und Bewunderung für ihr ausdauerndes Ringen um Gestalt und Form. Dies wird äußerlich in eindrucksvollen Bildern sichtbar. Verborgen in ihrem Inneren findet parallel wohl das gleiche zähe Ringen statt: Einstürzende Brücken, ausweglose Labyrinthe, zersplitternde Bäume, weite verlorene Landschaften mit düsteren tiefgezogenen Himmeln, glühende karge Wüsten und Einöden – das sind ihre Themen. Zwei

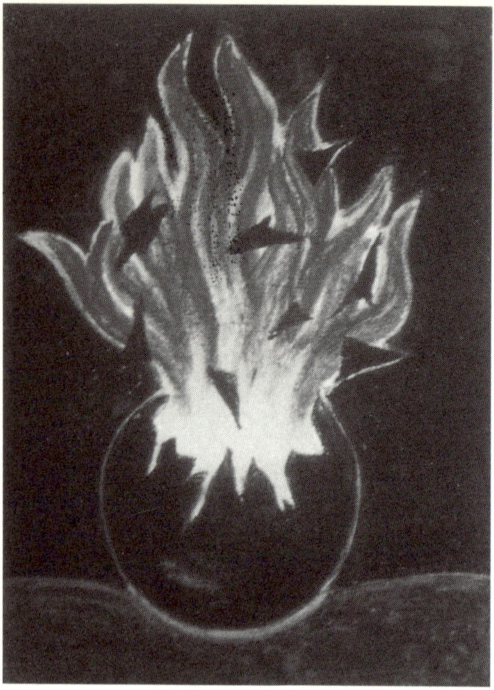

Abb. 2: Die explodierende Kugel

Stunden täglich ist sie autonome Gestalterin ihrer Bilder und ihres Lebens und nicht depressive Patientin.

An ihrem depressiven Zustand aber ändert sich in der übrigen Zeit trotz monatelanger, hochdosierter antidepressiver Medikation scheinbar wenig. Unbeteiligt, ohne sichtbare Bewegung hört sie sich über viele Tage und Wochen die Anerkennung und das Lob der Mitpatienten über ihre Bilder an. Häufig bekommt sie die Rückmeldung ihrer malenden Kollegen, daß sie mit ihrer Darstellung die Stimmung getroffen habe, die sie selbst in sich spürten: Traurigkeit zum Beispiel oder Einsamkeit, Kälte, Schmerz oder Wut.

Ganz allmählich aber – nach Monaten des Schweigens – beginnt sie selbst, die Gefühle, die ihre Bilder ausdrücken, zu entdecken. Nun ist ihr nicht mehr fremd, was in ihren Gestaltungen zu sehen und zu fühlen ist. Sie hat Zugang gefunden zu dem, was so lange abgespalten und verborgen sein mußte: den Gefühlen von Einsamkeit und Trauer, von Kälte, Schmerz, Sehnsucht und Wut. Und nun werden für sie Verbindungen zu ihrer Lebensgeschichte sichtbar.

„Als Kind und auch später noch ist es mir immer so vorgekommen, als rolle eine bedrohliche, unaufhaltsame Kugel auf mich zu und erdrücke mich irgendwann. Ich spürte genau, da ist etwas Gefährliches, aber ich wußte nicht, was es ist." Was im Inneren der Kugel verborgen war, beginnt sie nun zu ahnen: die Angst um den todkranken Vater, die Furcht, die Mutter zu verlieren, der Schmerz des Kindes in der Einsamkeit, aber auch die Wut, so wenig Raum zu haben, so wenig Kind sein zu dürfen. Und wie schlimm es ist, so viel Angst um die Eltern haben zu müssen, daß es für die eigene Entwicklung, Reifung, Ablösung keinen Platz mehr zu geben scheint. Aber Wut und Aggression dürfen nicht sein, müssen im Inneren gut geschützt versteckt gehalten werden, die Kugel könnte sonst zerbersten.

Nach weiteren Monaten des intensiven Gestaltens darf eines Tages die Bombe auf dem Papier explodieren. Beate malt noch einmal die Kugel (Abb. 2) – sie ist aufgebrochen! Ein gefährlicher Augenblick. Metallsplitter fliegen wie Geschosse umher, rotgelb glühende Flammen lodern aus der zerbrochenen Form. „Da müssen sich die anderen schon in acht nehmen, daß sie nicht getroffen werden", meint Beate ein wenig hintergründig und schaut fast drohend langsam im Raum umher. Heute ist auch die Malerin des verdorrten Baumes vom ersten Tag in der Gruppe dabei: „Ich hab Angst vor dem Bild", sagt sie mit schwacher Stimme zu Beate, „... und wie Du so wild schaust ..." Die streift sie nur mit einem kurzen Blick und antwortet trocken: „Gerade Du brauchst keine Angst zu haben! Wenn Du erst einmal Deine Bombe platzen läßt ... da möchte ich nicht dabei sein!" Die Schwache, Depressive flüchtet empört aus dem Raum – so leibhaftig ist sie ihrer Aggression wohl noch nie begegnet! Beate aber steht da wie Jeanne

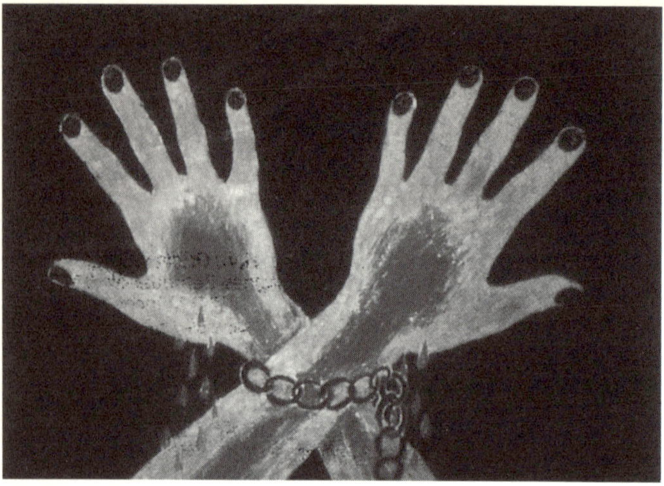

Abb. 3: Die gefesselten Hände

d'Arc mit leuchtendem Blick: „Vielleicht war es nicht recht von mir, aber das hat mir jetzt richtig gut getan!"

Ganz zögernd – nach über vier Monaten – scheint sich eine Besserung anzubahnen. Beates behandelnder Arzt, zu dem sie ebenfalls eine gute und tragfeste Beziehung hat, ist mit mir, der Kunsttherapeutin, in regelmäßigem Kontakt. Auch werden ihre Bilder von Zeit zu Zeit zu dritt angeschaut und besprochen. Das ermöglicht Beate, ein vertrauensvolles Arbeitsbündnis mit beiden Therapeuten.

Der Umgang mit der eigenen Kraft ist aber auch schwierig. Immer noch schreckt sie vor dieser Kraft zurück, bekommt Angst vor der eigenen Courage. Auf einem Bild, welches sie vor meinem Urlaub malt, sind ihre Hände mit Ketten gebunden, Blut fließt und das Leiden ist sehr sichtbar (Abb. 3). Vielleicht ist es auch ein wenig für mich bestimmt, denn ich werde sie jetzt für vier Wochen verlassen. Doch weiß ich sie gut aufgehoben; es gibt in dieser Zeit eine Vertreterin für mich, die schon einige Zeit vorher in der Kunsttherapie gearbeitet hat. Beate kennt sie und versteht sich gut mit ihr. Zwischen den

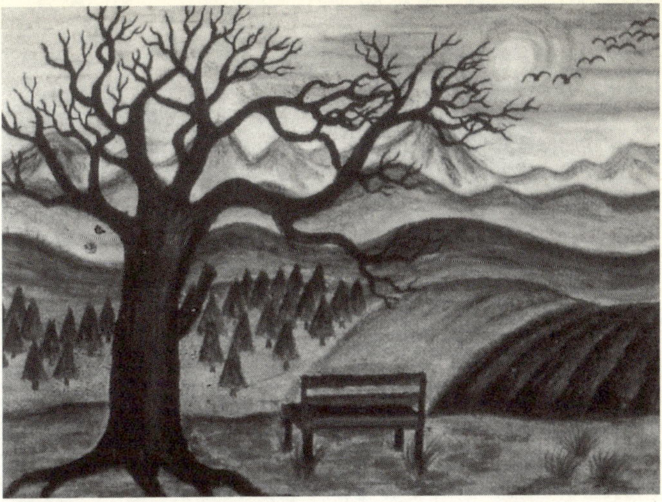

Abb. 4: Abschied

beiden – sie sind fast gleichaltrig – ist eine eher geschwisterliche Beziehung entstanden, die für Beate auch ein Stück Ablösung von der „Mutter" und ein wenig Weiterentwicklung und Autonomie bedeutet. Und auch die Malerei bleibt ihr!

So eindrucksvoll das Bild mit den gefesselten Händen auch von der Not einer schweren Depression kündet, so hat es andererseits doch schon etwas von einer schaurig-lustvollen Rückerinnerung an (fast) vergangene Qualen. Denn inzwischen hat sich Beates Malerei – und damit fast unmerklich auch ihre innere Befindlichkeit – gewandelt: von den düsteren Darstellungen eines belasteten und quälenden Lebensgefühls hin zu einer lebensfrohen, kontrastreichen, oft stürmischen, aber immer lebendigen Weltsicht. Bäume entstehen in allen Variationen: von Wind und Sturm gebeutelt, von zarten Blüten übersät, in der Pracht des Sommers oder der schmerzlichen Fülle des Herbstes, Wind und Wetter ausgesetzte Bäume, deren Wurzeln sich am Fels hoch über dem Tal festklammern. Vor der Entlassung Mitte November gestaltet Beate einen Baum, gerade und stark gewachsen, der Jahreszeit entsprechend unbelaubt (Abb. 4). Eine Bank – noch ist sie leer – lädt an diesem klaren Spätherbsttag zum Verweilen ein, und der Blick schweift weit hinaus übers Land, über dunkle Felder und helle Hügel zu fernen Weiten. Ein Schwarm Vögel zieht hoch oben aus dem Bild hinaus, in den warmen Süden – vielleicht.

„Das Schwere und Wehmütige wird wohl immer Bestandteil meines Wesens bleiben", sagt Beate in unserem Abschiedsgespräch. „Die Vögel, die wegziehen, symbolisieren dieses Gefühl – vielleicht ist es so etwas wie Melancholie. Aber daneben gibt es noch anderes: Frohes und Gutes und manchmal auch Trauriges. Ich glaube, das ist die Wirklichkeit. Beides ist in mir. Und was die Sehnsucht betrifft: die werde ich vielleicht auch nie mehr los. Die Sehnsucht nach dem, was vorbei ist, nach dem, was gerade nicht ist – nach dem Vergangenen und nach der Geborgenheit, vor der ich heute weiß, daß ich sie so, wie ich es mir erträume, nie mehr finden werde."

In den letzten Monaten und Wochen ihres Aufenthalts hat eine vorsichtige und langsame Ablösung von der Klinik stattgefunden. Anfänglich nur für eine Nacht, hielt sich Beate später zwei oder drei Nächte lang zu Hause auf und war nur noch für drei, vier Tage in der Woche im Krankenhaus. Als ihr Zustand stabil blieb, wurde sie in den letzten vier Wochen tagklinisch bei uns betreut. Von der Klinik aus wurde auch der erste Arbeitsversuch gestartet – sie arbeitete einige Stunden täglich in einem graphischen Atelier –, und daher konnte sie ihre Erfolge und auch Mißerfolge bei der Rückkehr in die Arbeitswelt in der Klinik besprechen und aufarbeiten. Mit diesem hatte sie zusätzlich zur Kunsttherapie und der Beschäftigungstherapie verhaltenstherapeutisch gearbeitet. So war es wohl auch dem guten Zusammenspiel der therapeutischen Möglichkeiten unserer Klinik zu danken, daß Beate bei der Entlassung aus klinischer Obhut dem realen Leben „draußen" nicht unvorbereitet gegenübertreten mußte und gefestigt ihren Weg antreten konnte.

Wie es weiterging …

Nach eineinhalb Jahren habe ich Beate wiedergesehen. Sie lebt weiterhin bei ihrer Mutter, mit der sie sich, wie sie sagt, jetzt sehr viel besser verstehe. Sie kann nun das Gefühl genießen, noch ein wenig mütterliche Pflege zu erhalten, und damit manche zu kurz gekommenen früheren Bedürfnisse nachholen, ohne wieder in Untätigkeit und Regression zurückzufallen. Auch hat der von der Klinik aus begonnene Arbeitsversuch Erfolg gehabt: Sie hat es geschafft, wieder regelmäßig zu arbeiten, und es macht ihr Freude. Beate hat sich inzwischen einige Male bei mir gemeldet, und jedesmal war ihr deutlich ein Stück Stabilisierung und „Terraingewinn" anzumerken. Sie erinnert sich oft an die schweren Jahre der Krankheit und weiß, daß sie achtsam mit sich umgehen muß und daß es keine Selbstverständlichkeit ist, daß es ihr jetzt so viel besser geht. „Ich bin froh," sagt sie, „daß es mir so gut geht; das habe ich nach den schlimmen Jahren nicht mehr geglaubt. Es gibt immer wieder auch Tiefs, aber die stehe ich inzwischen durch. Die Zeit in der Klinik hat mir geholfen – besonders aber das Malen. Ohne die Bilder wäre ich aus all dem vielleicht nie mehr herausgekommen."

„Ich sehe was, was Du nicht siehst!“ Kunsttherapeutische Arbeit mit geistig behinderten Menschen

Von Monika Brückner und Ilse Merkle

„Ich sehe was, was Du nicht siehst!“ Wir alle kennen das Kinderspiel, das sich am Rätsel und am Entdecken freut und das auch eine Alltagserfahrung spiegelt: Der Mensch neben mir sieht etwas anderes als ich. Es ist faszinierend zu beobachten: Ein geistig behinderter Erwachsener sitzt vor seinem Blatt, und Strich um Strich, Pinselzug um Pinselzug bringt er seine innere Vorstellungswelt auf das Papier. Ich sitze daneben und versuche zu erraten, was da entsteht; meist gelingt es mir nicht. Ich muß nachfragen und kann nur langsam nachvollziehen, eintauchen in die Erlebniswelt des Malers. „Ich sehe was, was Du nicht siehst“ – dieses Nichtsehen kann als Behinderung erlebt werden, auch als Be-hindertwerden, wenn es die Kommunikation mit den Mitmenschen erschwert. Es kann aber auch eine Bereicherung sein für alle, denen es gelingt, ins Staunen zu geraten und teilzuhaben an der anderen Sichtweise.

In den Malgruppen mit geistig behinderten Erwachsenen ist es wichtig, daß jedes Bild als Ausdruck der Persönlichkeit des Malers gesehen und anerkannt wird. Geistig behinderte Menschen erleben in ihrem Alltag viele Situationen, die sie nicht oder nur ungenügend bewältigen können. Dadurch entwickeln sie ein nur schwaches Selbstwertgefühl. Die Befangenheit in diesem Empfinden belastet ihre Beziehungen zu anderen Menschen durch Hilflosigkeit oder Kompensation, und so kommt zur geistigen Behinderung oft noch eine psychische Behinderung hinzu. Die Stärkung des Selbstbewußtseins und des Vertrauens in die eigenen Kräfte ist daher ein wichtiges Ziel in der kunsttherapeutischen Arbeit mit Behinderten. Vier Möglichkeiten, diesem Ziel näherzukommen, werden nachfolgend kurz vorgestellt und an einem Beispiel ausführlicher beschrieben.

Wunschbilder, Phantasiereise, Körper- und Gemeinschaftsbilder

Grundsätzlich wichtig ist, daß ein behinderter Mensch immer wieder erlebt: Was ich mache, ist meine Gestaltung und deshalb gut und richtig. Es geht nicht um technisches Können, um das Erbringen einer Leistung, sondern um den Ausdruck in Farben und Formen. Um Hemmungen und die Angst davor, nicht zu genügen, abzubauen, gibt es verschiedene Methoden:

Die Wunschmalerei: Der Behinderte wird aufgefordert, eine Wunschvorstellung zu äußern, sei es ein Schloß, eine blühende Sommerwiese oder eine Torte. Der Phantasie sind keine Grenzen gesetzt. Der Therapeut erfüllt diesen Wunsch auf dem Papier und schenkt das Bild seinem Gegenüber. Beim anschließenden Rollenwechsel gestaltet der behinderte Mensch den Wunsch des Therapeuten. Sich seiner Gefühle und Wünsche bewußt zu werden, ist dabei Teil des therapeutischen Prozesses.

Eine *Phantasie-Reise* bringt Maler und Therapeut beispielsweise in einen Garten mit vielen Blumen, von denen sie sich eine näher ansehen und anschließend malen. Die Reise kann sie auch in eine Höhle führen, in der ein Tier wohnt, das anschließend mit Ton modelliert wird. Auch Behinderte, die wenig Ausdauer zeigen und zu Aggressionen neigen, können sich auf solche Reisen einlassen. Farbenprächtige Blumen, Tiere, Landschaften stellen jene zufrieden, die sonst sehr leistungsorientiert sind und ihre Werke vor sich selbst schlechtmachen. Um das Selbstvertrauen zu stärken, geht es immer wieder um die Freude am Gestalten, am Spiel, das zum Beispiel darin bestehen kann, zuzusehen, wie sich die Farben auf dem Papier mischen. Der eigene Handlungsspielraum kann dadurch erweitert werden. Es ist überraschend, wie mancher Teilnehmer, der bis dahin nur wenig Selbstvertrauen gezeigt hat und nur mit Blei- oder Farbstiften und teilweise nach Vorlagen zeichnete, plötzlich Aquarellfarben nimmt und mit großer Begeisterung ein schönes Blumenbild zaubert.

Lebensgroße Körperbilder zu malen ist eine weitere kunsttherapeutische Möglichkeit. Auf Packpapier, das an die Wand geheftet ist, werden die Körperumrisse mit Wachsmalkreiden umfahren. Der Behinderte kann wählen, welche Haltung er einnehmen will, wer neben ihm stehen soll, ob er sich wie im Leben oder als Phantasiefigur, beispielsweise als Cowboy, darstellen will. Das Empfinden für den eigenen Körper wird auf diese Weise aufgebaut beziehungsweise gestärkt, und auch Wunschvorstellungen können thematisiert werden.

Im *Gemeinschaftsbild* wird das Bedürfnis nach Nähe oder Abgrenzung deutlich: Wieviel Raum nehme ich mir, darf ich mir nehmen? Gibt es eine Grenze oder eine Öffnung zum Nebenmann? Oder wird das Bild gar von mehreren gemeinsam gemalt? Diese gruppentherapeutische Methode wird vor allem angewendet, um ein Gemeinschaftsgefühl aufzubauen, um das Miteinander mehrerer Menschen durch die Arbeit am Bild deutlich zu machen.

Da viele Behinderte anfangs zu verkrampft sind, beispielsweise sich nicht trauen, großflächig zu malen und ihren Gefühlen Lauf zu lassen, ist das *Malen mit Musik* eine Methode, diese Schwierigkeiten abzubauen. Zum Einsatz kommen Lieblingsstücke der Behinderten oder auch Musik, die der Therapeut auswählt, beispielsweise um über den Rhythmus ein beidhändiges, weitausgreifendes Malen anzuregen.

Kunsttherapie mit Franz

Franz, der zirka fünfzig Jahre alt ist, lebt in einem Wohnheim für geistig und körperlich behinderte Erwachsene. Er wird über vier Jahre in einer kunsttherapeutischen Gruppe, die einmal wöchentlich angeboten wird, betreut. Obwohl er ein Einzelgänger ist, nimmt er aus freien Stücken an der Gruppe teil. Therapieziel ist es, Franz in die Lage zu versetzen, sich und seine Bedürfnisse besser kennenzulernen und mit seiner Um-

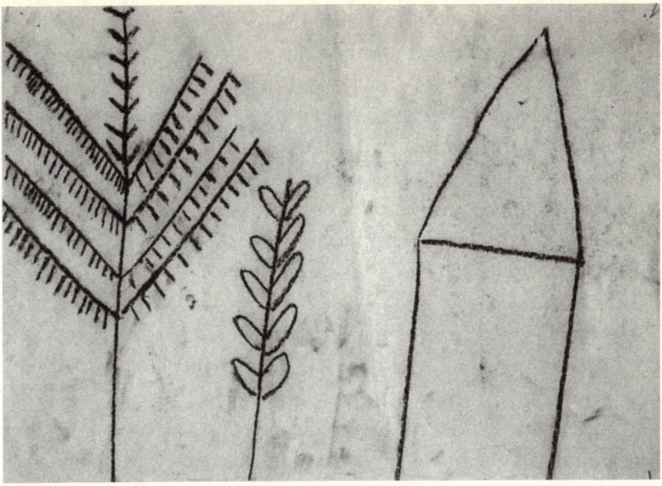

Abb. 1: Haus, Baum und Blume

welt und seinen Mitbewohnern in einen intensiveren Kontakt zu treten.

Anfangs äußert er, daß er niemand brauche und nichts mit anderen zu tun haben wolle. Er nimmt die anderen ebenso wenig wahr wie seine Wünsche und Gefühle, was in seinen Bildern deutlich zum Ausdruck kommt. In der Anfangszeit entscheidet sich Franz immer für Kreiden, die ihm wahrscheinlich Struktur und Halt geben. Er benützt in der ersten Stunde nur die Farbe Braun. Mehr Farben „beansprucht" er nicht. „Das braucht's nicht", ist noch oft von ihm zu hören. Auf den Vorschlag hin, ein Haus oder einen Baum zu malen, malt er ein Haus, einen Baum und eine Blume (Abb. 1). Die ganze Darstellung ist sehr karg. Das Thema „Haus und Baum", anfangs als Hilfestellung gegeben, wird von Franz am häufigsten aufgegriffen. Die Bilder werden allmählich bunter: von Braun in der ersten Stunde über Violett und Orange in der zweiten zu Rot und Grün in der dritten und vierten Stunde. Auffallend sind die phallischen Formen der Bäume und Tiere. Obwohl er viele Dinge weiß und zeichnerisch auch bewältigen könnte, fehlt in den Darstellungen oft Entscheidendes, bei Gesichtern etwa malt er entweder nur die Augen oder nur den Mund. Wie den Bäumen die Wurzeln, den Häusern die Türen fehlen, was auf seine Entwurzelung und die verwehrte Rückkehr ins Elternhaus hinweisen könnte, so fehlt ihm letztlich der Zugang zu sich selbst, zu seinen Gefühlen und Bedürfnissen. Erst auf den Bildern, die einige Wochen später entstehen, tragen die Äste Blätter, die kargen Blumen bekommen manchmal Blüten und die Häuser Fenster. Franz spricht nach wie vor sehr wenig beim Malen.

Ein halbes Jahr später malt Franz zwei Bilder, in denen seine ungelebte Seite, die „Gier", das „Haben-Wollen", zum Ausdruck kommt: Einer Baumdarstellung gibt Franz die Form einer roten Hand. Ein Bild zum Thema Sommerfest, das kurz zuvor stattfand, zeigt sechs Personen, die zum Essen anstehen und deren Arme als Pfeile gegen die Teller gerichtet sind. Das Bild ist mit schwarzen Wachskreiden gemalt; nur in der rechten oberen Bildecke „scheint" die Sonne in gelber Farbe – eine kindliche Darstellung mit Nase und Mund, jedoch ohne Augen. Auch seine gemalten Geburtstagswünsche sind vorwiegend oraler Natur: Wein, Kekse und Pralinen, dargestellt in einem schwarzen Kegel, drei Rechtecken und fünf danebenliegenden roten Blumenstengeln mit wenigen Blüten.

Die Malweise und der Ausdruck seiner Bilder spiegeln das Wesen von Franz wider. Franz ist sehr steif und kann sich nicht schnell bewegen. Bei längerem Stehen fangen seine Beine zu zittern an. Wenn er im Sessel sitzt, schaukelt er mit dem Oberkörper oder mit den Füßen. Otto Speck, Professor für Sonderpädagogik, schreibt zu diesem Phänomen: „Häufig anzutreffende Stereotypien, wie zum Beispiel Schaukelbewegungen, dürften als Überbleibsel eines dauernd vergeblichen Versuchs zwischenmenschlichen Austauschs interpretiert werden. Die Ausdrucksdynamik biegt gewissermaßen die Bewegung auf sich selbst zurück."[1]

Franz drückt seine emotionale Verarmung sehr deutlich in den Personen aus, die er ohne Arme und ohne Sinnesorgane malt. Die „armlosen" Personen sprechen für seine eigene

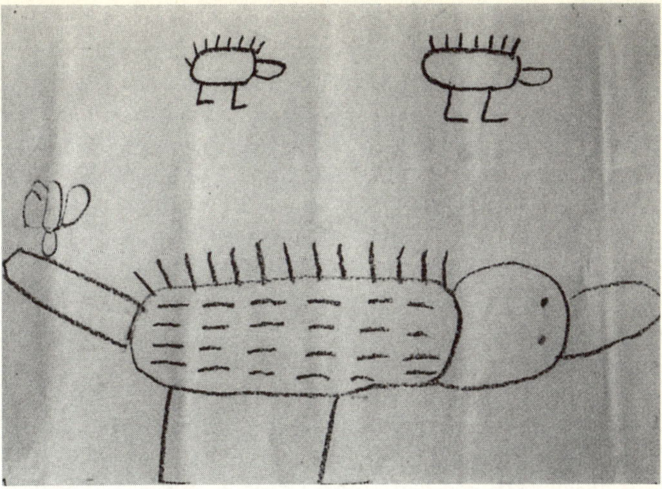

Abb. 2: Selbstdarstellung als Tier

Machtlosigkeit. Ohne Arme kann er sich nichts nehmen, niemanden umarmen. Da Franz auf andere nicht zugehen kann, freut er sich um so mehr, wenn man ihm Beachtung schenkt. Ein Streichen über seinen Rücken oder ein aufmunterndes Wort läßt sein Gesicht aufleuchten, und sein magerer, starrer Rücken scheint für einen Moment weicher zu werden. Seine Sprachlosigkeit macht er deutlich im häufig fehlenden Mund bei Gesichtsdarstellungen. Daß Franz auch oft die Augen nicht malt, wirft die Frage auf, ob er die Augen vor der Wirklichkeit verschließen möchte. Er will nicht auffallen, er macht nichts, was die anderen nicht auch machen. Er ist so ruhig, unauffällig und bedürfnislos, daß er leicht übersehen wird.

Bei der Selbstdarstellung als Tier malt er sich als roten Vogel (Abb. 2). Zieht man in Betracht, daß der Vogel seit alters her der Mittler zwischen Himmel und Erde ist – die Verkörperung der Seele, ein Symbol der Freiheit –, so ist das Bild Zeugnis für seine Unbeweglichkeit und Machtlosigkeit. Anstelle der Flügel besitzt der Vogel Stacheln, welche die Distanz zu anderen noch verstärken und die zugleich Symbol sind für Mühsal,

Hindernisse und Leiden. Mit dem stumpfen Schnabel scheint es fast unmöglich, Nahrung aufzunehmen. Die drei kleinen Vögel auf dem Bild sind vielleicht Ausdruck seines Familiensinns, seines Wunsches, nach Hause zurückzukehren. Die Steifheit der Darstellung steht im Gegensatz zur Farbe, die Franz dafür wählte: Rot, die Farbe der Leidenschaft und Liebe, der Aggression und alles Lebendigen.

Ein halbes Jahr später verkörpern Wildschweine sein Wunschdenken als Tier, dieses Mal in der Farbe Schwarz. Sein Bild zeigt zwei fast schildkrötenhaft zahme Tiere, das eine eingesperrt im Stall mit seinen vier Jungen, die wohl seine zu Hause lebenden Geschwister symbolisieren. Es stellt sich die Frage, inwieweit Franz sich seiner Wildheit, seiner ungelebten Seite, bewußt ist oder bewußt sein will. Mangels emotionaler Kontaktfähigkeit sind seine Triebe zurückgestaut. Will Franz seine Sexualität ausleben, so stößt er an Normen. Deutlich drückt sich in seinen Bildern immer wieder der Gegensatz aus: seine gelebte Bescheidenheit, Unbeweglichkeit und emotionale Kargheit gegenüber seinem Wunsch, wild und gefräßig zu sein, im Unrat und Dreck wie ein Wildschwein wühlen zu dürfen beziehungsweise zu können. Für eine anale Prägung spricht die Ablehnung von flüssigen Farben in den ersten Wochen, die ihm fast ekelerregend erschienen.

Neben dem Braun stellt das Schwarz eine weitere von Franz bevorzugte Farbe dar. Schwarz kann hier ein Bedürfnis nach Abschirmung gegenüber der Außenwelt ausdrücken, so daß der Mensch gegenüber Umwelteinflüssen angepaßter erscheint, als er es in Wirklichkeit ist.

Zunehmende Stabilisierung

Mit längerer Therapiedauer fühlt Franz sich wohler und beteiligt sich immer öfter an Gesprächen. Er erzählt von einem Ausflug zum Ammersee mit freudigem Gesichtsausdruck. Sein Bild dazu zeigt ihn winkend auf einem Schiff, den Hintergrund bilden Berge und Bäume. Während der zweijährigen Kunsttherapie

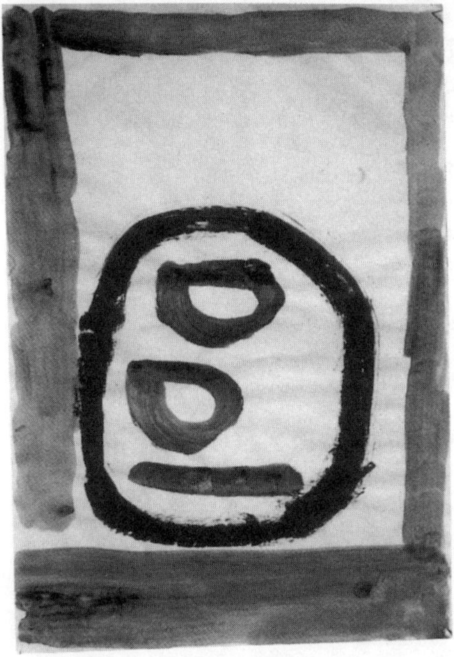

Abb. 3: Selbstdarstellung, 1991

mit Franz ist eine wachsende Offenheit zu erkennen, die sich nicht nur als Interesse an anderen Gruppenmitgliedern zeigt, sondern auch durch Beteiligung an Gesprächen. Sein Gesichtsausdruck wird gelöster und zeigt immer häufiger einen Anflug von Freude. Letztlich läßt auch sein früher wiederholt beklagtes Heimweh nach. Die zwei Selbstdarstellungen im Abstand von einem Jahr (Abb. 3 und 4) verdeutlichen noch einmal seine Entwicklung: Die Wahrnehmung wird differenzierter, das Körperbewußtsein ist erstarkt und das Selbstvertrauen ist gewachsen.

Diese Stabilisierung brauchte und braucht weiterhin viel Lob und aufmunterndes Zureden. Um Vertrauen zu ermöglichen, muß klar gemacht werden, daß es kein „falsch“ gibt, sondern jedes Bild Ausdruck der eigenen Person ist. Dieses Gesehen-Werden und Berührt-Werden kann langsam und schritt-

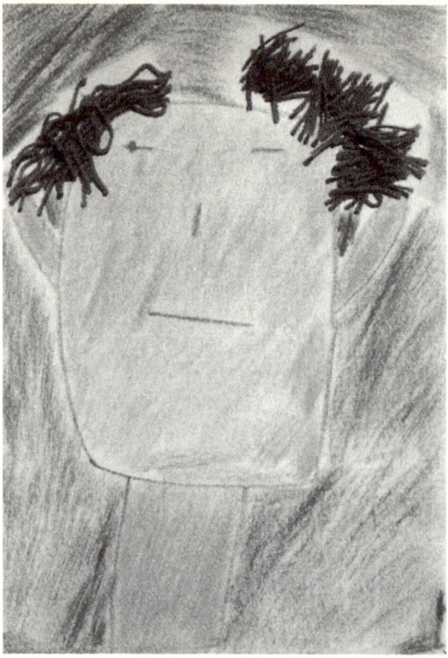

Abb. 4: Selbstdarstellung, 1992

weise die bisherigen Selbsterfahrungen „ich bin niemand“, „ich kann nichts“, „ich brauche nichts“ korrigieren. Auch die Motivation durch die Gruppe ist hilfreich. Selbst vermeintliches „Abmalen“ läßt noch genügend Eigenaussagen zu, denn jeder entwickelt dabei seine eigene „Handschrift“.

Diese kurze Einzelfalldarstellung kann nur andeutungsweise den hohen Stellenwert und die Vielschichtigkeit der kunsttherapeutischen Arbeit mit Behinderten veranschaulichen. Die Bilder sind Signale vom und Wegweiser zum Selbst und tragen daher zum tieferen Verständnis des in seiner verbalen Ausdrucksfähigkeit eingeschränkten Menschen bei. Mit den Worten von C. G. Jung: „Das Anschauen und Verfertigen der inneren Bilder bedeutet das Lebendigmachen der Seele.“

Kunst wirkt, auch therapeutisch
Anmerkungen eines Psychiaters

Von Norbert-Ullrich Neumann

Während Behandlungsformen wie Pharmakotherapie, Arbeits- und Beschäftigungstherapie oder verbale Psychotherapie in der Psychiatrie längst institutionalisiert sind, fristet die Kunsttherapie – wie eigentlich alle kreativen Therapien – ein echtes Mauerblümchendasein. Was aber auch nicht verwundert, da verbindliche theoretische Konzepte fehlen, Wirkprinzipien nicht erforscht und Behandlungserfolge – zumindest in größerem Umfange – nicht methodisch belegt sind. Über die Wirkung von Kunst liegen keine Forschungsergebnisse vor, es gibt keine Fragebögen, keine Messungen, keine „Dosierungsrichtlinien". Auch ist das Berufsbild des Kunsttherapeuten völlig unscharf und es fehlt bislang ein allgemein akzeptierter Ausbildungsweg.

Die jüngste Bestandsaufnahme an den bayerischen Bezirkskrankenhäusern hat gezeigt, daß dort Kunsttherapie weder personell noch inhaltlich hinreichend etabliert ist.[1] Während es Pflegekräfte, Ärzte, Psychologen und Beschäftigungstherapeuten zu Dutzenden gibt, sind Kunsttherapeuten an drei Händen abzuzählen. Ein bedauerlicher Notstand, dem dringend abgeholfen werden müßte. „Was? Jetzt braucht man auch noch Kunsttherapeuten?", könnte ein offizieller Kostendämpfer des Gesundheitswesens einwenden. Ja, meine ich, von diesen Therapeuten bräuchte man mehr, von den anderen dafür etwas weniger. Um der Allgemeinheit die Wichtigkeit der Kunsttherapie nahezubringen, bedarf es einer verständlichen Theorie, die auch einer praktischen Prüfung standhält. Es muß also gezeigt werden, daß Kunst therapeutisch wirkt – mehr noch: wie sie wirkt und wo sie wirkt. Eine enorme Aufgabe für die nächsten Jahre.

Nicht nur jeder psychisch Kranke oder jeder, dessen Seele nicht heil ist, sondern überhaupt jeder Mensch bedarf der nichtsprachlichen Ausdrucks- und Erlebensform. Die Bedeutung der Sprache, von Worten und Begriffen für Kommunikation, Erleben und innere Ordnung, der sogenannte Seelenfriede eines jeden von uns, wird regelmäßig überschätzt. Denn in einer wichtigen Zeit unseres Lebens – schon vor der Geburt und in frühester Kindheit – empfinden und erleben wir und werden geprägt, ohne daß uns Worte und Begriffe zur Verfügung stünden, und später ist es nicht viel anders. Nur etwa zehn Prozent dessen, was im Gehirn vor sich geht, verläuft auf der Begriffsebene, in sogenannten verbalen Prozessen. Was die Menschen wirklich bewegt, sie handeln und entscheiden läßt, das sind vor allem Empfindungen, Gefühle, Bilder. Begriffe wie Liebe, Freude, Angst, Schmerz, Trauer oder Schönheit dienen eigentlich nur der Etikettierung des Unsagbaren. Sinn bekommen sie erst im Zusammenhang mit den Bildern und Gefühlen, die jeder einzelne damit verbindet.

Das innere Bild, ebenso wie das sichtbare, steht der Ursprünglichkeit des Gefühls viel näher als das Wort. Das Wort kann wahr oder falsch sein. Das erlebte Gefühl – im Unterschied zum gezeigten, das gespielt sein kann – ist *immer wahr*, und es ist mächtig, mächtiger als das Wort. Darum ist das Bild – auch als therapeutisches Mittel – so wichtig, weil es dem Gefühl so nahe steht. Wir alle wissen, daß die verschiedenen künstlerischen Ausdrucksformen: Klänge, Farben und Formen uns zu unseren Gefühlen tragen, und wir wissen, daß eine Geste, eine Melodie, ein Bild mehr sagen können als viele Worte.

Nicht so sehr im Erleben eines Bildes, sondern vielmehr im Gestalten des Bildes liegt die heilsame Wirkung der Kunst. Im künstlerischen, – einfacher – im gestalterischen Prozeß werden Gefühle lebendig und mächtig, schließlich aber auch geordnet und beherrscht. Leo Navratil formuliert dies dramatisch: „Das künstlerische Werk rettet den Schöpfer vor der ichzerstörenden Gewalt der Emotionen und Triebe.“ Das ist die heilsame Wirkung der Kunst, das ist Kunst als Therapie. *Kunst ist nonver-*

bale (nichtsprachliche) Psychotherapie. Und ist es nicht evident, daß diese Form der Psychotherapie viel näher, umfassender und kausaler wirken kann als jede ihrer verbalen Formen? Darum gilt es, psychisch Kranken das Schöpferische, Gestalterische, Künstlerische nahezubringen, auf daß sie ihre Gefühle und Ängste verstehen und beherrschen lernen und somit wieder mehr Freiheit, Selbstbewußtsein und größere Handlungsfähigkeit erlangen.

In der Psychologie der Kunst wird oft davon gesprochen, daß Kunst aus mythischen, überindividuellen Ordnungskräften entstehe und somit das künstlerische Gestalten eine gewisse Ichlosigkeit erfordere. Doch gerade aus diesem Zustand – der Ichlosigkeit – will die Kunsttherapie die psychisch Kranken befreien. Ein nur scheinbarer Widerspruch! Denn Kunsttherapie wünscht gestaltende Kräfte, aber keine große Kunst als Produkt.

Wenn es also im künstlerischen Gestalten nicht – oder nicht mehr – um die Darstellung der einen einzigen unabänderlichen und mythischen Wirklichkeit geht, sondern schlicht um die *Darstellung menschlicher Möglichkeiten,* dann ist auch die Entscheidung erforderlich. Das heißt, der Künstler – auch der künstlerische Laie – setzt sich mit der Tradition auseinander und stellt der verbindlichen Norm sein individuell Mögliches und Tatsächliches gegenüber. Darin liegt auch immer ein Versuch, das Ich neu aufzubauen, es neu zu ordnen. Die originelle, individuelle, schöpferische Leistung ermöglicht also Ichfindung und Selbstverwirklichung. Und darin liegt die wesentliche Beziehung zwischen dem Ich und dem künstlerischen Schaffen – für den Gesunden ebenso wie für den psychisch Kranken.

Kunst als Therapie oder Kunsttherapie ist nicht nur den psychisch Kranken, sondern allen und insbesondere den vielen unglücklichen Gesunden unserer Zeit zu empfehlen. Hektische Betriebsamkeit als schicker Lifestyle – laute, banale, rasch wechselnde Vergnügungen, Einzel- oder Gruppenhokuspokus im New-Age- oder Esoterik-Design oder alles zusammen – dient doch nur allzu offensichtlich dazu, der Angst zu entrinnen, die entsteht, wenn man alleingelassen der hohlen Stille in sich selber lauscht. Die aktive Hinwendung zur Kunst, betrachtend oder gestaltend, könnte da so manchem Kopf die Angst und den hohlen Klang nehmen.

Anhang

Weiterführende Informationen zur Aus- und Weiterbildung

Von
Hildegard Pütz (Vorstand BVAKT)
Titus D. Hamdorf (Vorstand DFKGT)
Senta Connert (Vorstand DGKT)

Zum Künstlerischen Therapeuten im Bereich der Bildenden Kunst kann man sich auf unterschiedliche Weise ausbilden lassen. Derzeit gibt es drei verschiedene Aus- und Weiterbildungseinrichtungen:

1. Fachhochschulen, Hochschulen und Universitäten,
2. Freie Ausbildungsstätten auf Fachhochschulniveau,
3. Privatinstitute.

Einige Universitäten, Kunstakademien und Fachhochschulen bieten eine Zusatzausbildung im Rahmen eines regulären Studiums an, z.B. im Fachbereich der Erziehungswissenschaften oder im Falle der Kunsthochschulen/Akademien in den Fächern Bildende Kunst oder Kunstpädagogik. Weiterhin ist es in Verbindung mit Heilpädagogik möglich, den Schwerpunkt auf Kunsttherapie zu legen, sowohl in einem grundständigen Studium als auch in einem Zusatzlehr- und berufsbegleitenden Weiterbildungsprogramm.

Die Weiterbildungsangebote der Privatinstitute sind überwiegend als berufsbegleitende Studiengänge aufgebaut.

Die Ausbildung in Anthroposophischer Kunsttherapie wird als grundständige Ausbildung sowie als Weiterbildung an freien Ausbildungsstätten und an staatlich anerkannten Fachhochschulen bzw. als Weiterbildungsstudiengang in Klinischer Anthroposophischer Kunsttherapie am Gemeinschaftskrankenhaus Herdecke in Zusammenarbeit mit der Fachhochschule Ottersberg und der Universität Witten angeboten.

Grundständige Studiengänge für Kunst- und Gestaltungstherapie bzw. für Anthroposophische Kunsttherapie umfassen mindestens 1500 Theoriestunden zuzüglich praktischer Ausbildung und Tätigkeit. Im Zusammenhang mit Heilpädagogik sind es insgesamt etwa 4500 Std.

Gemäß der jeweiligen Curricula sind folgende Studieninhalte Bestandteile aller Studiengänge: Kunstpraxis und Kunsttheorie, Medizinische und

Psychologische Fächer, Selbsterfahrung, kunsttherapeutische Diagnostik und Methodik, Therapieplanung, -dokumentation und -evaluation sowie supervidierte Praxis. Bei einigen Ausbildungen wird eine Eigentherapie mit vorgegebener Stundenanzahl verlangt oder empfohlen.

Die Ausbildung in Anthroposophischer Kunsttherapie erfolgt gemäß dem Berufsbild des BVAKT. Dieses ist auf der Homepage www.bvakt.de unter „Informationen" einsehbar.

Die Zulassungsvoraussetzungen sind unterschiedlich. Bei Universitäten und Fachhochschulen sind entsprechende Bildungsvoraussetzungen zu beachten. Teilweise bestehen Mindestaltersgrenzen und werden besondere künstlerische Fähigkeiten vorausgesetzt. Das Bewerbungsverfahren verläuft zumeist ähnlich wie an Kunsthochschulen (Einreichen eines Bewerbungs- und Motivationsschreibens und Mappenvorlage). Oft wird eine mehrjährige Berufstätigkeit in einem fachnahen Beruf vorausgesetzt.

Die Abschlußmöglichkeiten divergieren je nach Aus- oder Weiterbildungsform:

Im Zuge der Umgestaltung der Studiengänge nach dem Bologna-Prozeß sind an einigen Hochschulen bereits Bachelor- und Masterabschlüsse eingeführt.

Auf Hochschulniveau liegt ebenfalls der Diplomabschluß (FH) an den Hoch- und Fachhochschulen.

Ferner besteht die Möglichkeit zur Promotion (Dr. phil.) in den Fachbereichen von Nachbardisziplinen, jedoch erst nach Abschluß des Kunsttherapiestudiums an einer staatlich anerkannten Hochschule bzw. nach einer fachnahen akademischen Erstqualifikation. An der Universität Witten-Herdecke besteht darüber hinaus die Möglichkeit zur Erlangung des Doktorgrades im Bereich der Medizin (Dr. rer. med.).

Private Institute bieten Abschluß-Zertifikate an.

Die vielfältige Ausbildungslandschaft bietet für entsprechend vorgebildete Personen mit unterschiedlichem beruflichen Werdegang ein ausgewogenes Verhältnis von Aus- und Weiterbildungen zum Kunst- und Gestaltungstherapeuten bzw. zum Anthroposophischen Kunsttherapeuten.

Mit Blick auf die Etablierung des Berufs wird als Standard aller Ausbildungen in Künstlerischen Therapien Hochschulniveau angestrebt.

Die Ausbildungs- und Weiterbildungskosten liegen in etwa zwischen 4500,– und 12 000,– €, sofern der Studiengang nicht an eine Universität angegliedert ist.

Je nach Ausbildungsstätte und Lebensalter der Studierenden ist eine Förderung durch BafÖG oder einen Studienfonds möglich. Nähere Auskünfte erteilen die jeweiligen Ausbildungsanbieter.

Aktuelle Listen anerkannter Institutionen zur Aus- und Weiterbildung können bei den folgenden Fach- und Berufsverbänden für Künstlerische Therapien angefragt bzw. auf der jeweiligen Website aufgerufen werden. Darin nicht aufgeführte Institute erfüllen die Richtlinien der Berufsverbände nicht bzw. haben sie bislang keine entsprechende Qualitätsüberprüfung beansprucht.

1. Berufsverband für Anthroposophische Kunsttherapie e.V. (BVAKT)/
   Association for Anthroposophic Art Therapy in Germany (AAArTiG)
   Am Hessenberg 34
   58313 Herdecke
   Tel.: 02330/606673
   Fax: 02330/606664
   E-Mail: berufsverband@anthroposophische-kunsttherapie.de
   www.anthroposophische-kunsttherapie.de

2. Deutscher Fachverband für Kunst- und Gestaltungstherapie e.V.
   (DFKGT)
   Sigmaringer Str. 15
   72622 Nürtingen
   E-Mail: info@dfkgt.de
   www.dfkgt.de

3. Deutsche Gesellschaft für künstlerische Therapieformen e.V.,
   Berufs- und Dachverband (DGKT)
   Röpkestr. 16
   42115 Wuppertal
   Tel.: 0202/2988960
   Fax: 0202/2988962
   E-Mail: verwaltung@dgkt.de
   www.dgkt.de

4. Deutscher Arbeitskreis Gestaltungstherapie/Klinische Kunsttherapie
   (DAGTP)
   Joachim-Friedrich-Straße 30
   10711 Berlin
   Tel.: 030/8935903
   Fax: 030/89091483
   E-Mail: info@dagtp.de
   www.dagtp.de

Weitere Informationen auch über:

Konferenz deutschsprachiger Verbände für Kunst- und Gestaltungstherapie
www.kdvkg.de

Anmerkungen

Christoph Thomas: „Ich kann aber nicht malen ...“

1 Heiner Stachelhaus: Joseph Beuys, München 1993, S. 78.
2 Günter, S. 10.
3 Zitiert bei Bader und Navratil, S. 26.
4 Ebd.
5 Tonius Timmermann: Die Musik des Menschen, München 1994, S. 12.
6 Groddeck, S. 20.
7 Baukus und Thies.
8 Günter Wolfrum: Das Formenzeichnen, in: Baukus und Thies, S. 19.
9 Roswitha Bader: Gestaltungslehren der Bauhauszeit, in: Baukus und Thies, S. 35.
10 Gertraud Schottenloher: Messpainting – Spontanes Malen als therapeutischer Prozeß, in: Baukus und Thies, S. 37.
11 Ebd., S. 29.
12 Schmeer 1994, S. 16.
13 Egger 1991.
14 Bettina Egger: Begleitendes Malen nach Bettina Egger, in: Baukus und Thies, S. 119.
15 Ortrud Deuser: Geführtes Zeichnen, in: Baukus und Thies, S. 124.
16 Heinz Deuser: Bild und Bildung nach der Arbeit am Tonfeld, in: Baukus und Thies, S. 131.
17 Hildegard Pütz und Michael Glöckler: Grundlegendes über die künstlerischen Therapien der Anthroposophischen Medizin und Darstellung ihrer Zeitgestalt am Beispiel der Maltherapie, in: Baukus und Thies, S. 165.
18 Rudolf Arnheim: Kunst als Therapie, in: Petzold und Orth, Bd. 1, S. 265.
19 Groddeck, S. 24.
20 Vgl. dazu Tomalin und Schauwecker, Bd. 4.
21 Christoph Thomas: Kunst- und Gestaltungstherapie, in: Martinius.
22 Beispielsweise Gesellschaft zur Förderung der Kunst- und Kulturtherapie e. V. (GFKKT), Auerfeldstraße 24 Rgb., 81541 München.
23 Rubin 1991, S. 15.

Bettina Egger: Lösungsorientiertes Malen

1 Siehe auch Egger 1995.

Felix Tretter: Kunsttherapie bei Suchtkranken

1 Vgl. Wolfgang Schmidbauer und Jürgen von Scheidt: Handbuch der Rauschdrogen, Frankfurt a. M. 1991.

2 Vgl. Dieckhoff 1989; Felix Tretter u. a.: Sucht und Literatur, Freiburg 1989.
3 Vgl. Tretter (wie Anm. 2).
4 Schmeer 1994.

Angelika Althoff: Kunsttherapie in der Kinder- und Jugendpsychiatrie

1 Vgl. Kramer 1975; Landgarten 1990; Rubin 1993.
2 Vgl. Baumgardt.
3 Vgl. Remschmidt.
4 Vgl. Steinhage.

Monika Gerlinghoff: Kreative Therapie bei Eßstörungen

1 Das kunstpädagogische Konzept wurde von Frau Ursula Petzel, Kunstpädagogin M. A. analog dem verhaltenstherapeutischen Modell am Therapie-Centrum für Eßstörungen (TCE) entwickelt. Für die kreative Zusammenarbeit mit Frau Petzel danke ich.

Monika Brückner und Ilse Merkle: „Ich sehe was, was Du nicht siehst!"

1 Otto Speck in: Wir haben Euch etwas zu sagen. Bildnerisches Gestalten mit geistig Behinderten, hrsg. v. Bundesvereinigung Lebenshilfe für geistig Behinderte e. V., München 1987.

Norbert-Ullrich Neumann: Kunst wirkt, auch therapeutisch

1 Christoph Thomas: Kunsttherapie in den bayerischen Bezirkskrankenhäusern, in: Kunsttherapie. Tagungsbericht 25./26. April 1994, hrsg. v. Werner Kraus, Verband der bayerischen Bezirke.

Literaturverzeichnis

Adamson, Edward: Kunst als Heilungsprozeß, Paderborn 1984
Andel, Hendrikus van und Wolfgang *Pittrich* (Hrsg.): Kunst und Psychiatrie – Kongreß in Münster 1.–5. Oktober 1990, Münster 1991
Arnheim, Rudolf: Kunst und Sehen. Eine Psychologie des schöpferischen Auges, Berlin, New York 1978
Bachmann, Helen I.: Malen als Lebensspur, Stuttgart 1985

Bader, Alfred: Geisteskrankheit, bildnerischer Ausdruck und Kunst. Eine Sammlung von Texten zur Psychopathologie des Schöpferischen, Bern, Stuttgart, Wien 1975
– und Leo *Navratil*: Zwischen Wahn und Wirklichkeit. Kunst, Psychose, Kreativität, Frankfurt a. M. 1976
Baukus, Peter und Jürgen *Thies*: Aktuelle Tendenzen in der Kunsttherapie, Stuttgart, Jena, New York 1993
Baumgardt, Ursula: Kinderzeichnungen. Spiegel der Seele, Zürich 1995
Benedetti, Gaetano: Psychiatrische Aspekte des Schöpferischen und schöpferische Aspekte der Psychiatrie, Göttingen 1975
Bianchi, Paolo (Hrsg.): Bild und Seele. Über Art Brut und Outsider-Kunst (Kunstforum, Bd. 101), Köln 1989
Bloch, Susanne: Kunsttherapie mit Kindern. Pädagogische Chancen – Didaktik – Realisationsbeispiele, München 1982
Buxbaum, Roman (Hrsg.): Zwischen Innen und Außen. Katalog zur Ausstellung: Bilder aus der psychiatrischen Klinik Königsfelden, Zürich 1987
Condrau, Gion (Hrsg.): Kindlers Psychologie des 20. Jahrhunderts. Psychologie der Kultur Bd. II: Imagination, Kunst und Kreativität, Weinheim 1982
Czerny, Michael: Einführung in die Bildbetrachtung. Ein psychologischer Essay über die sich in bildhaften Gestaltungen ausdrückenden Kräfte des Unbewußten, Stuttgart 1990
Dalley, Tessa (Hrsg.): Kunst als Therapie. Eine Einführung, Rheda Wiedenbrück 1986
Dobeneck, Regina von: Gebundenes Malen mit geistig behinderten Kindern. Arbeitsanleitung für die Schulpraxis, München 1983
Dreifuss-Kattan, Esther: Praxis der klinischen Kunst-Therapie, Bern, Stuttgart, Wien 1986
Egger, Bettina: Faszination Malen, Bern 1980
– : Malen als Lernhilfe, Bern 1982
– : Bilder verstehen. Wahrnehmung und Entwicklung der bildnerischen Sprache, Bern 1987
– : Der gemalte Schrei. Geschichte einer Maltherapie, Bern 1991
– : Träume malen und verstehen, Bern 1995
Fleck-Bangert, Rose: Kinder setzen Zeichen, München 1994
Franzke, Erich: Der Mensch und sein Gestaltungserleben. Psychotherapeutische Nutzung kreativer Arbeitsweise, Bern, Stuttgart, Wien 1983
Furth, Gregg M.: Heilen durch Malen. Die geheimnisvolle Welt der Bilder, Olten 1991
Gercke, Hans und Inge *Jarchov* (Hrsg.): Die Prinzhornsammlung. Ausstellungskatalog, Königstein 1980
Gerlinghoff, Monika u. a: Magersucht, Weinheim 1988
Groddeck, Georg: Krankheit als Symbol. Schriften zur Psychosomatik, Frankfurt a. M. 1983

Günter, Michael: Gestaltungstherapie. Zur Geschichte der Malateliers in Psychiatrischen Kliniken, Bern, Stuttgart, Wien, Toronto 1989
Hartwig, Helmut und Karl-Heinz *Menzen:* Kunst-Therapie, Berlin 1984
Institut für moderne Kunst (Hrsg.): Die Seele ist ein silberner Faden, Kunst im Nervenkrankenhaus Bayreuth. Ausstellungskatalog, Nürnberg 1989
Jacobi, Jolande: Vom Bilderreich der Seele. Wege und Umwege zu sich selbst, Olten 1969
Kraft, Hartmut: Grenzgänger zwischen Kunst und Psychiatrie, Köln 1986
Kramer, Edith: Kunst als Therapie mit Kindern, München 1975
Kraus, Werner (Hrsg.): Kunsttherapie. Tagungsbericht des Verbandes der bayerischen Bezirke, München 1994
– : Die Heilkraft der Musik. Einführung in die Musiktherapie, München 1998
Landgarten, Helen B.: Kunsttherapie als Familientherapie. Ein klinischer Leitfaden mit Falldarstellungen, Karlsruhe 1990
– : Klinische Kunsttherapie. Ein umfassender Leitfaden, Karlsruhe 1991
Lechner, Gertrud: Bilder der menschlichen Seele. Kunsttherapeutische Erfahrungen am Psychiatrischen Krankenhaus Marburg in den Jahren 1972–1988, Frankfurt a. M. 1989
Lindsay, Zaidee: Bildnerisches Gestalten mit behinderten Kindern, München 1973
Martinius, Joest (Hrsg.): Schizophrene Psychosen in der Adoleszenz, Berlin, München 1994
Mees-Christeller, Eva: Kunsttherapie in der Praxis, Stuttgart 1988
Menzen, Karl-Heinz: Vom Umgang mit Bildern. Beiträge zur Kunsttherapie, Köln 1990
– : Kunsttherapie. Zur Geschichte der Therapie mit Bildern, Frankfurt a. M. 1992
– : Heilpädagogische Kunsttherapie, Freiburg 1994
Milner, Marion: Zeichnen und Malen ohne Scheu. Ein Weg zur kreativen Befreiung, Köln 1988
Müller-Thalheim, W.: Kunsttherapie bei neurotisch Depressiven, München 1991
Muret, Marc: Gesund durch Kreativität. Malen, modellieren, tanzen, musizieren, filmen und Theater spielen als Therapie, Wien 1988
Navratil, Leo: Die Künstler aus Gugging, Wien, Berlin 1983
Neuenhausen, Siegfried: Zwischen Kunst und Psychiatrie. Bildhauerprojekte mit Patienten in Wunstorf und Ochsenzoll, Hannover 1983
Petersen, Peter: Der Therapeut als Künstler. Ein integratives Konzept von Psychotherapie und Kunsttherapie, Paderborn 1987
Petzold, Hilarion und Ilse *Orth:* Die neuen Kreativitätstherapien. Handbuch der Kunsttherapie, Band I/II, Paderborn 1990
Prinzhorn, Hans: Die Bildnerei der Geisteskranken, Heidelberg, Berlin 1922 (Nachdruck 1968, 1983)

Remschmidt, Helmut: Psychiatrie der Adoleszenz, Stuttgart 1992
Riedel, Ingrid: Maltherapie. Eine Einführung auf der Basis von C. G. Jung, Stuttgart 1992
Rubin, Judith A.: Richtungen und Ansätze der Kunsttherapie, Karlsruhe 1991
– : Kunsttherapie als Kindertherapie. Kinderbilder zeigen Wege zu Verständigung und Wachstum, Karlsruhe 1993
Schmeer, Gisela: Heilende Bäume – Baumbilder in der psychotherapeutischen Praxis, München 1990
– : Krisen auf dem Lebensweg – Psychoanalytisch-systemische Kunsttherapie, München 1994
– : Das Ich im Bild – Ein psychodynamischer Ansatz in der Kunsttherapie, München ²1995
– : Das sinnliche Kind, Stuttgart ⁴1996
Schottenloher, Gertraud: Kunst-und Gestaltungstherapie. Eine praktische Einführung, München 1989
– (Hrsg): Wenn Worte fehlen, sprechen Bilder, München 1994
Schuster, Martin: Kunsttherapie. Die heilende Kraft des Gestaltens, Köln 1988
Steinhage, Rosemarie: Sexuelle Gewalt – Kinderzeichnungen als Signal, Reinbek 1992
Struben, Friedhelm: Bilder als Zugang zu einer schwierigen Patientin. Ein psychosomatisches Trainingsbuch, Stuttgart 1991
Tomalin, Elisabeth und Peter *Schauwecker:* Interaktionelle Kunst- und Gestaltungstherapie in der Gruppe, Köln 1989
Tretter, Felix und Wolfram *Bender*: Kunsttherapie in der Psychiatrie, Köln 1995
Türk, K. H. und Jürgen *Thies*: Therapie durch künstlerisches Gestalten, Stuttgart 1986
Wieghaus, Bernarda: Ich habe mich nicht gemalt, weil ich nicht zur Familie gehöre. Eine Kindertherapie, München 1985
Wolff, Siegfried: Klinische Maltherapie, Berlin, Heidelberg 1986

Zeitschriften

Kunst und Therapie, Zeitschrift zu Fragen ästhetischer Erziehung, hrsg. v. Peter W. Rech und Sabine Schütz, Köln
Musik-, Tanz- und Kunsttherapie, Zeitschrift für künstlerische Therapie, hrsg. v. K. Hörmann, Stuttgart
Kunstforum International, Die aktuelle Zeitschrift für alle Bereiche der Bildenden Kunst, hrsg. v. D. Bechtloff, Ruppichteroth (BRD)

Die AutorenInnen

Angelika Althoff, Dr. med., Leitende Oberärztin an der Heckscher Klinik München, Abteilung Rottmannshöhe, 82335 Berg

Karin Blum, freischaffende Künstlerin und Maltherapeutin am Nervenkrankenhaus Bayreuth, Nordring 2, 95445 Bayreuth

Monika Brückner, freischaffende Malerin und Kunsttherapeutin bei der Lebenshilfe Landsberg a. Lech, Bahnhofstraße 13, 86859 Igling

Dietmar Dunker, Dipl. Kunsttherapeut FH, Kunsttherapeut am Bezirkskrankenhaus Erlangen, Am Europakanal 71, 91056 Erlangen

Bettina Egger, Dr. phil., Maltherapeutin und Psychotherapeutin (SPV) LOM®, Lösungsorientiertes Malen, Feldeggstraße 21, CH-8008 Zürich

Monika Gerlinghoff, Dr. med., Leiterin des Therapie-Centrums für Eßstörungen (TCE) am Max-Planck-Institut für Psychiatrie, Schleißheimer Straße 267, 80809 München

Reinhild Gerum, freischaffende Malerin mit kunsttherapeutischer Tätigkeit am Isar Amperklinikum, Klinikum München Ost, Marschnerstr. 41 d, 81245 München

Sybille Loew, Dipl. Theologin, Kunsttherapeutin, Leiterin der Münchner Insel unter dem Marienplatz, 80333 München

Ilse Merkle, Heilpädagogin und Kunsttherapeutin, am Isar Amperklinikum, Klinikum München Ost, freischaffend bei der Lebenshilfe München, Johann-Clanze-Straße 70, 81369 München

Elisabeth Muth, Ärztin am Krankenhaus Josefinum, Kapellenstraße 30, 86154 Augsburg

Norbert-Ullrich Neumann, Dr. med., Priv.-Doz., Oberarzt am Bezirkskrankenhaus Günzburg, Ludwig-Heilmann-Straße 2, 89312 Günzburg

Gisela Schmeer, Dr. med., Dipl.-Psych., Ärztin für Psychoanalyse und Psychotherapie, Jensenstraße 8, 81679 München, Professur für Kunsttherapie an der Hochschule für Bildende Künste in Dresden und Lehrbeauftragte an der Akademie der Bildenden Künste München, Studiengang „Bildnerisches Gestalten und Therapie“

Flora von Spreti, Künstlerin und Kunsttherapeutin, Klinik für Psychiatrie und Psychotherapie am Klinikum rechts der Isar der TU München, Ismaninger Straße 22, 81675 München, Lehrbeauftragte und Supervisorin an der Akademie der Bildenden Künste München, Studiengang „Bildnerisches Gestalten und Therapie“ sowie Studiengang „Kunst und Therapie“ an der Hochschule für Bildende Kunst, Dresden

Christoph Thomas, Kunsttherapeut an der Heckscher-Klinik München und ehemaliger Vorsitzender der Gesellschaft zur Förderung der Kunst- und Kulturtherapie e. V., Painthouse, Auerfeldstraße 24 Rgb., 81541 München

Felix Tretter, Dr. med., Dr. phil., Dr. rer. pol., Leitender Arzt des Fachbereiches Sucht am Isar Amperklinikum, Klinikum München Ost, Postfach 11 11, 85529 Haar

Ulla Tretter, Künstlerin und Psychotherapeutin für Kinder und Jugendliche in freier Praxis, Firkenweg 5, 85774 Unterföhring

Photonachweis

Seite 40: Peter Kampehl, Nürnberg
Seite 98, 99, 100, 101: Christoph Thomas, München
Seite 109, 111: Ursula Petzel, München
Seite 134, 135, 136, 138: M. Müller, Günzburg
Seite 157, 159, 161, 162: Monika und Erwin Brückner, Igling

Die übrigen Aufnahmen stammen aus den Archiven der Verfasser.